KB121626

방사선종양학과 의사가 쉽게 알려주는

방사선으로 치료할 수 있는 7가지 암

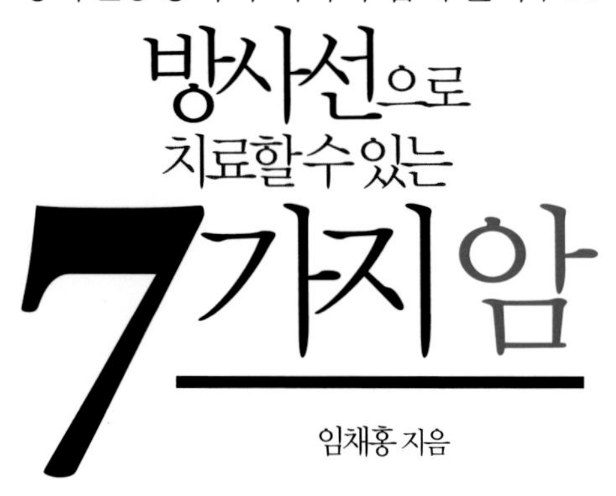

RADIATION THERAPY

중앙생활사

서문

외롭지 않은 당신의 투병을 위하여

우리네 삶을 지겹도록 떠나지 않는 애증의 벗이 하나 있으니 그것은 바로 '두려움'이다. 나는 늘 두려움을 환자들의 눈에서, 그리고 거울에 비친 나의 눈에서 본다.

인생은 '고(苦)의 바다'라고 한다. 오죽 괴롭고 힘들면 그리 표현하였을까. 벗어나려 해도 벗어나지지 않으니 '고통에 찬 바다'라고 했나 보다. 하지만 생의 본질이 고통임을 이해하고 받아들일 때, 그것은 비로소 나를 괴롭히지 못하게 된다고 한다.

암이라는 병마가 몸에 깃든 것도 서럽고 아픈데, 거기에 칼을 대고, 무시무시한 방사선을 쬐고, 머리가 홀랑 빠지는 항암제까지 맞아야 한다니. 거대한 대학병원의 규모에 주눅이 들고, 하라는 검사는 왜 그리 많으며, 또 찾아가라는 곳은 왜 그리 많은 건지. 잠도 제대로 못 잔 것 같은 주치의나, 눈코 뜰 새 없이 바쁜 간호사들의 살갑지 않은 말투에 상처를 입기도 한다.

나 또한 병원에서 환자로, 보호자로 지내본 적이 있기에 그 고충과 '외로움'을 누구보다도 잘 안다. 어떻게 생긴 녀석인지, 얼마나 나쁜 놈인지도 모르는 병마가 내 몸을 침윤하여, 두려운 마음으로 수술대에 눕고 방사선치료기에 들어갈 때의 외로움을 말이다.

아무쪼록 이 책이 환자분들이나 보호자분들의 그런 '외로움'을 덜어내는 데 도움이 되었으면 좋겠다.

나는 종종 소식이 뜸했던 친지들에게서 연락을 받곤 하는데, 사실 이런 경우 전화를 받기 전에 이미 용건이 예상된다. 주변의 누군가 혹은 스스로가 암으로 아픈 것이다.

그래도 나는 되도록 긴 시간 동안 대화를 나누려 한다. 시간이 없으면 출퇴근하는 지하철이나 운전 중에 전화를 달라고 한다. 그러면 적어도 한 시간은 보장이 되니까 말이다. 그들의 두려움과 절절한 외로움을 들어주고, 수많은 지식들 중 도움 될 만한 몇 가지를 들려주면 그들은 조금이나마 안심하고 전화를 끊는다.

내가 모든 사람들의 전화를 받을 수는 없는 노릇이니, 아무쪼록 이 책이 환자분들이나 보호자들에게 그런 대화와 같았으면 한다. 당연한 얘기지만 나도, 이 책도, 첨단의 의학지식도 모든 고통을 덜어낼 수는 없다. 하지만 이 책을 읽는 모든 분들은, 내가 당신의 편에서 당신의 벗으로, 첨단 방사선이라는 무기를 들고 암이라는 병마를 함께 노려보고 있음을 기억하길 바란다(현대의 방사선 치료는, 이 책의 제목처럼, 무려 7개 이상의 암을 수술로 도려낸 것처럼 완치시킬 수 있다!).

나는 끊임없이 공부하고 지식을 연마하여, 더 강한 벗으로 당신의 곁에 있겠다. 그리고 의사이기 이전에 한 명의 인간으로서 함께 삶을 느끼고 위로를 나누겠다. 이런 나의 의지가 이 책에 담겨 있음을 꼭 기억하여, 당신의 소중한 삶을 가다듬고 힘을 내어 투병할 수 있기를 응원한다.

이 책을 읽어준 모든 분들에게 내가 표현할 수 있는 가장 깊은 감사를 드린다.

임채홍

CONTENTS

서문 외롭지 않은 당신의 투병을 위하여 4

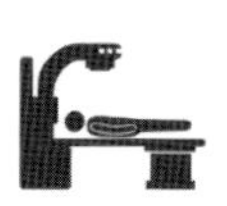

PART 1
방사선치료, 이것이 가장 궁금해요

암이란 무엇이며, 왜 생기나요? 13

한국에서의 방사선치료 18

방사선치료를 하면 많이 힘든가요? – 머리도 빠지고, 심하게 토하거나 할까 봐 두려워요 22

일반적인 방사선치료의 과정을 알려주세요 27

증상이 없어도 암이 생길 수 있나요? 병원은 언제 가야 하나요? 32

방사선치료 중의 일상생활에 대해 알려주세요 – 일, 식생활, 목욕, 성생활, 임신 등 40

방사선과 항암 치료는 무엇이 다른가요? 49
CT나 엑스레이를 많이 찍으면 암이 오히려 악화되지 않을까요? 55
암의 전이란 무엇인가요? 전이한 암은 완치가 불가능한가요? 59
암 치료 중에는 약을 먹으면 안 되나요? 63
방사선치료 중에는 치과 치료를 받으면 안 되나요? 65
암의 병기(1기, 2기, 3기, 4기)는 어떤 의미인가요? 68
방사선치료로 암이 낫나요? – 완치의 사례 70
방사선치료를 항암제치료나 수술보다 흔히 하지 않는 이유는 무엇인가요? 76

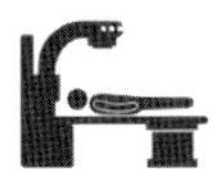

PART 2
항암 치료기술의 최첨단, 방사선치료

방사선치료의 종류 85
3차원입체조형치료 85
세기조절방사선치료 86
정위적 방사선치료 혹은 방사선 수술 88
양성자치료와 중입자치료 89
우리나라에서도 해외에서처럼 첨단치료를 받을 수 있나요? 91

방사선치료로 나을 수 있는 7가지의 암 94

방사선치료의 역사 94

방사선치료로 나을 수 있는 7가지의 암 97

＊'방사선치료로 나을 수 있는 7가지 암'의 근거자료 100

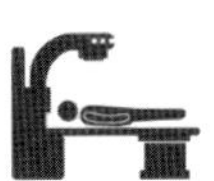

PART 3
암종별 방사선치료와 생활관리

유방암 107

대장암(직장암) 117

폐암 124

간암 130

위암 136

담도암과 췌장암 142

전립선암 147

자궁암 153

두경부암과 성대암 162

전이암 170

PART 4
암 예방을 위한 식습관과 생활습관 총정리

암 예방을 위한 식습관과 생활습관 총정리 181

*세계암연구재단의 암 예방 가이드라인 185

*암 관련 용어 사전 189

마치는 글 방사선치료의 도움을 받고자 하는 모든 분들에게 195

감사의 글 199

미주·참고문헌 200

PART 1

방사선치료,
이것이 가장 궁금해요

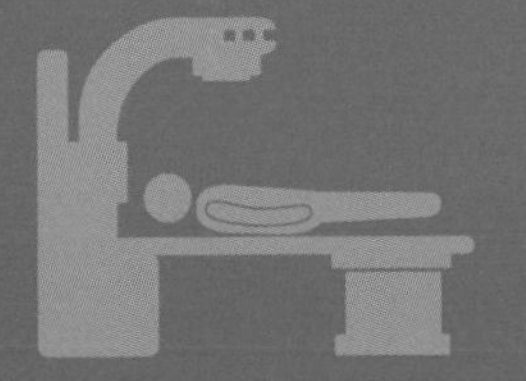

radiation therapy

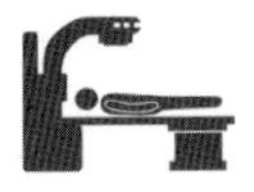

암이란 무엇이며, 왜 생기나요?

만약 우리 몸을 이루는 세포들이 성장을 멈추지 않고, 무한정 분열하고 증식한다고 생각해보자. 우리는 생존이 가능할까? 당연히 불가능할 것이다. 따라서 성인이 된 우리의 몸과, 그 장기를 이루는 대부분의 세포는 우리 몸을 유지할 수 있도록 적절히 늘어나고 사멸한다.

우리의 몸은 완전무결한 기계가 아니므로, 여러 가지 요인으로 인해 세포 내 오류(돌연변이)가 발생할 수 있다. 이러한 오류로 인해서 분열과 증식을 멈추는 프로그램이 망가져 버리면 그 세포는 나쁜 '암세포'가 될 수 있다. 다행히도 우리 몸은 오류가 난 세포들이 몸을 망치지 않도록 방어하는 장치들이 잘 갖추어져 있다. 면역세포들이 이러한 돌연변이세포들을 잡아먹기도 하고, 종양억제유전자들은 세포들이 무리하게 분열하지 않도록 억제시킨다. 실제로 성인의 혈액 내에는 소량의 암세포가 존재하고 있으며, 이들은 여러 방어장치에 의해 암 덩어리를 만들거나 전이되기 이전에 사멸한다.

암세포들이 이러한 방어장치를 뚫고 몸에 문제를 일으키기 시작한 상태를 '암에 걸렸다'라고 한다. 암세포가 돌연변이를 거듭하여 면역세포에 저항하고, 종양억제유전자의 말도 듣지 않게 되면 이들은 빠르게 증식하여 덩어리를 만든다. 이렇게 증식해 만들어진 세포의 덩어리를 '종양'이라고 한다.

그래도 세포가 덩어리 짓는 상태에서 끝나면 괜찮은데, 이 암세포들은 돌연변이를 거듭하면서 원래의 덩어리에서 떨어져 나와 혈관이나 림프관을 침입하여 다른 곳으로 이동 및 증식하는 능력을 갖게 된다. 이러한 능력을 '전이'라고 하는데, 일반적으로 전이 능력이 없는 종양을 '양성 종양', 이렇게 전이하는 종양을 '악성 종양'이라고 한다. 우리가 흔히 일컫는 '암'은 '악성 종양'과 유사한 의미로 쓰인다.

암의 주요한 원인으로는 흡연과 식습관이 각각 약 3분의 1씩을 차지하며, 그 외에 유전적 원인이나 바이러스 등도 주요한 암의 원인이다.[1] 이러한 원인들로 인해 암을 발생시킬 만큼의 돌연변이가 축적되기까지는 보통 20~30년 정도가 걸린다고 한다. 따라서 가급적이면 일찍 금연을 실천하고, 올바른 식습관을 지키는 것이 중요하다.

이미 암을 진단받았다고 하더라도, 흡연과 잘못된 식습관은 재발에 영향을 미칠 수 있으므로 당연히 금연하고 식습관을 개선해야 한다. 실제로 세계암연구재단과 미국암협회의 보고서에서는 암 경험자에게도 암을 경험하지 않은 사람에게 권장하는 것과 같은 식습관·생활습관 가이드라인을 지키도록 권고한다.

또한 금연과 식습관 관리만큼 중요한 것이 있는데 바로 조기검진이다. 최근 20년간 국내 암 환자들의 5년 생존율은 약 40%에서 70%까지 상승했는데, 치료기술의 발달도 일조했겠지만 가장 크게 공헌한 것은 건강검진이다. 건강검진을 통해 조기에 발견된 암의 완치율은 중기나 말기에 발견된 암과는 비교할 수 없을 만큼 높다. 조기검진의 중요성은 아무리 강조해도 결코 지나치지 않다!

*

증상이 없다고 검진을 미루면 안 되는 이유

"아니, 아픈 데가 하나도 없는데 암에 걸렸다는 것이 말이 되나요?"

병원에서 환자들을 진료할 때 가장 많이 듣는 말 중 하나다. 그러나 암은 증상이 나타난 뒤 발견되면 이미 치료하기 어려운 경우가 많다. CT(컴퓨터단층촬영) 촬영에서 보이는 직경 1cm의 자그마한 결절에도 들어 있는 암세포는 무려 10억 개나 된다. 이런 작은 결절은 대개 우리 몸에 어떤 증상도 일으키지 않는다. 폐나 간, 위 같은 커다란 장기에 1cm 미만의 작은 결절이 생긴다고 무슨 증상이 있겠는가?

대부분의 암은 조기에 발견하면 완치가 가능하다. 국가암정보센터에서 발간한 7대 암 검진 권고안은 다음과 같다. 반드시 권고안대로 검진하여 암으로 고통받는 일이 없도록 하자. 암 예방을 위해 가장 중요한 것을 다시 한번 요약해서 말하자면, 금연과 건강검진이다. 이것은 앞으로도 이 책을 통해 몇 번이고 다시 이야기할 것이고, 아무리 반복해도 결코 지나치지 않다.

7대 암 검진 권고안

암종	검진대상과 연령	검진 주기	일차적으로 권고하는 검진방법	선택적으로 고려할 수 있는 검진방법
위암	40~74세	2년	위내시경	위장조영촬영
간암	40세 이상 B형·C형 간염 바이러스 보유자 연령과 상관없이 간경화증으로 진단받은 자	6개월	간 초음파 + 혈청 알파태아단백검사	
대장암	45~80세	1~2년	분변잠혈검사	대장내시경
유방암	40~69세 여성	2년	유방촬영술	
자궁경부암	만 20세 이상의 여성*	3년	자궁경부세포검사 (자궁경부세포도말검사 또는 액상세포도말검사)	자궁경부세포검사 + 인유두종바이러스 검사
폐암	30갑년 이상의 흡연력이 있는(금연 후 15년이 경과한 과거 흡연자는 제외) 55~74세 고위험군	1년	저선량 흉부 CT	
갑상선암	초음파를 이용한 갑상선암 검진은 근거가 불충분하여 일상적인 선별검사로는 권고하지 않음			

* 최근 10년 이내에 자궁경부암 검진에서 연속 3번 이상 음성으로 확인된 경우 75세 이상에서 자궁경부암 선별검사를 권고하지 않음.

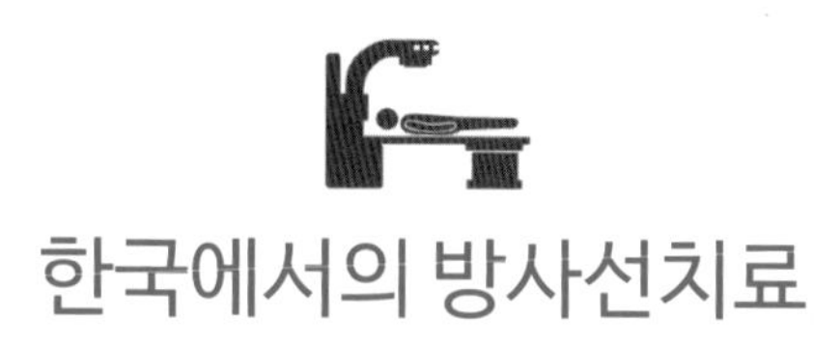

한국에서의 방사선치료

우리나라에서의 방사선치료 사용률은 2014년 기준으로 전체 암 환자 중 27%이다. 유럽이나 미국 등 선진국에서 전체 암 환자 가운데 50~60%가 방사선치료를 받는 것에 비하면 아직 적은 편이나 꾸준히 증가하고 있는 추세이다.[2)3)]

방사선치료가 가장 많이 시행되는 암은 유방암이며, 전체 유방암 환자의 약 90%가 방사선치료를 받았다(2014년 기준). 그 다음은 폐암으로, 약 45%의 환자가 방사선치료를 받았다.

우리나라에서 가장 많이 시행하는 방사선치료 방법은 3차원 입체조형치료(3-dimensional conformal radiotherapy, 3DCRT)이며, 두 번째로 많이 사용하는 치료는 세기조절방사선치료(intensity-

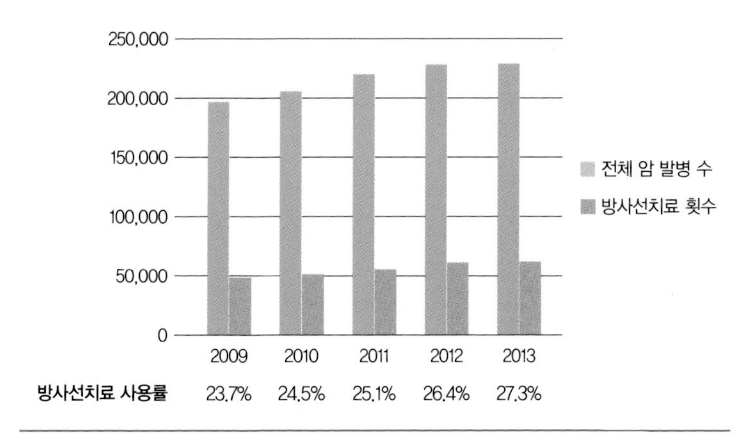

[그림 1] 2009년부터 2013년까지 연도별 전체 암 발병 수, 방사선치료 횟수, 방사선치료 사용률(전체 암 발병 수/방사선치료 횟수)

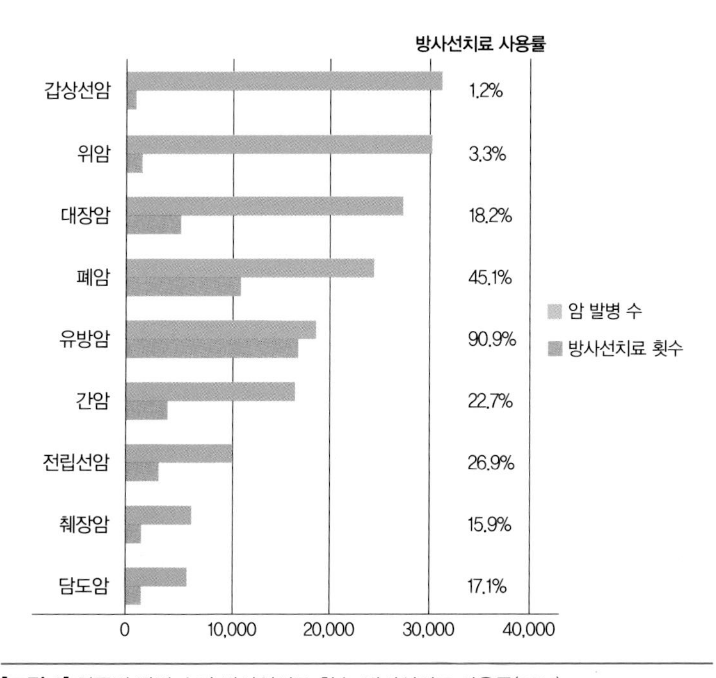

[그림 2] 암종별 발병 수와 방사선치료 횟수, 방사선치료 사용률(2014)

modulated radiotherapy, IMRT)이다. 3차원입체조형치료는 감소 추세에 있으며, 그만큼 세기조절방사선치료가 증가하는 추세이다. 최근 6년간 3차원입체조형치료는 대략 76%에서 60% 초반대로 감소한 반면 세기조절방사선치료는 5% 미만에서 20% 이상으로 증가하였다.4) 미국, 캐나다, 영국 등에서는 세기조절방사선치료가 차지하는 비중이 대략 70% 이상이다.

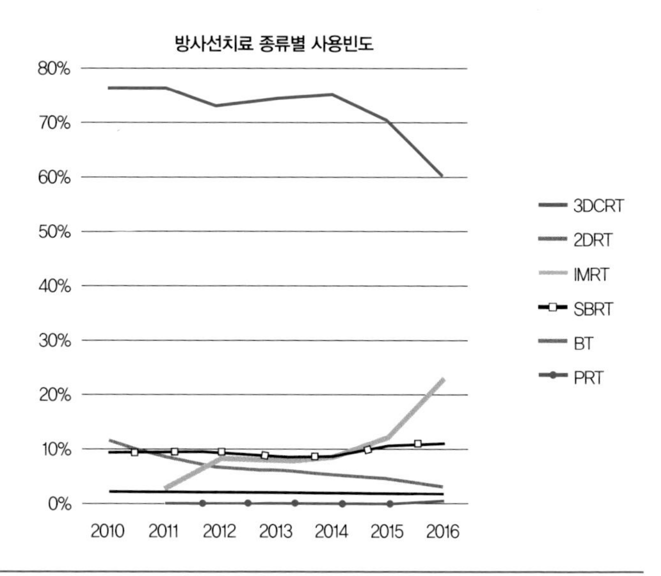

[그림 3] 연도별 방사선치료 방법의 변화(3DCRT=3차원입체조형치료, IMRT=세기조절방사선치료, 2DRT=2차원방사선치료, SBRT=정위방사선치료, BT=브라키테라피(방사선동위원소 선원을 이용하는 근접치료), PRT=양성자치료)

* **출처**: A Survey of Radiation Therapy Utilization in Korea from 2010 to 2016: Focusing on Use of Intensity-Modulated Radiation Therapy, *Journal of Korean Medical Science*, 임채홍 등, 2017.

요약하면, 국내에서 방사선치료의 사용률은 증가하고 있는 추세이나 아직 미국이나 유럽의 수준에는 미치지 못하며, 암 치료의 발전을 위하여 더 많은 방사선치료를 시행해야 할 필요성이 있다. 또한 신기술인 세기조절방사선치료가 차지하는 비중이 늘어나고 있어 장기적으로는 기존의 가장 널리 사용되었던 3차원입체조형치료를 대체할 수 있을 것으로 보인다.

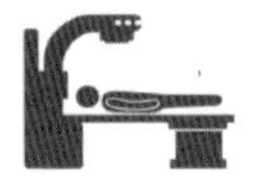

방사선치료를 하면 많이 힘든가요?

– 머리도 빠지고, 심하게 토하거나 할까 봐 두려워요

내가 어렸을 적 유행했던 미국 만화 중에 〈돌연변이 닌자거북(mutant turtles)〉이라는 것이 있었다. 이 만화는 매주 주말마다 방영되었는데 당시에 선풍적인 인기를 끌었다. 이 만화의 주인공인 '돌연변이' 거북들은 방사선을 쬐고 난 뒤 사람처럼 직립보행을 하고 무술까지 뛰어나게 되어 시원스레 악당들을 혼내주곤 했다.

외래에서 환자분들이나 보호자들을 만날 때, 가장 많이 듣는 질문 중 하나가 "방사선치료를 받으면 몸이 힘들고 부작용이 무척 심하다는데 괜찮을까요?"다. 나는 이 질문을 들을 때마다 어릴 때 보았던 '닌자거북'이 생각난다. 이 만화가 방사선에 대한 사람들의 과장된 공포와 인식을 잘 드러내주기 때문이다. 당연한 얘기지만, 방사선을 쐰다고 괴물이 되지는 않는다(거북이가 직립보행할 가능성도 전혀 없다!). 몸이 변형된다거나 심지어 초능력을 갖게 된다거나 하는 것은 그야말로 만화에나 나올 법한 이야기다.

이런 방사선에 대한 과장된 공포와, '항암제치료(방사선치료가 아닌)'의 부작용에 대한 상식이 지금의 방사선치료에 대한 부정적 인식을 만들어낸 것 같다. 항암제는 가장 널리 쓰이는 항암 치료의 한 종류이며, 스스로 암을 경험하였거나 혹은 가족 중에 암 환자가 있는 경우 그들은 그 고통스러움을 잘 알고 있다. 또한 항암제의 부작용은 드라마나 영화 등에서도 단골로 다루는 소재이다. 대개 파리하고 마른 배우가 심한 구역질을 호소하고, 머리가 빠지며, 피부색이 어둡게 변하는 등의 증상을 전형적인 항암제의 부작용으로 묘사하곤 한다.

그러나 방사선치료를 받는다고 위와 같은 부작용이 발생하지 않는다. 방사선치료와 항암제치료는 둘 다 항암 치료의 일종이지만 전혀 다른 치료이다. 항암제치료는 혈관을 통해 약물을 주입하는 전신치료이다. 따라서 위와 같은 전신적 부작용이 나타나는 것이다. 물론 전신의 혈관에 항암제가 퍼져 암 덩이 자체와, 혈관 내 순환하고 있는 미세 암세포에게까지 작용할 수 있다는 큰 장점이 있다. 그러나 그 장점만큼 부작용도 심한 것이다.

방사선치료는 전신치료가 아닌 국소치료이다. 방사선치료는 암 덩이 자체만 치료하거나, 혹은 암이 퍼지거나 암세포가 잔존해 있을 수 있는 암 덩이의 주변부만 치료한다(예외적으로, 백혈병 치료 중 골수세포 이식을 위해 전신 방사선 조사를 하기도 하지만 이것은 드문 경우이므로 차치하기로 하자).

방사선치료의 부작용은 방사선을 받은 부위에만 발생한다. 가령 자궁암이나 전립선암으로 하부 골반을 치료받은 환자분들은 그 주변의 장기인 직장이나 항문, 혹은 방광이 방사선의 영향을 받기 때문에, 설사를 한다거나 방광염 증상(잔뇨감, 소변 볼 때의 통증) 등을 경험할 수 있다. 그러나 항암제 부작용으로 흔히 알려져 있는 심한 구역질, 탈모, 피부색의 변화 등은 나타나지 않는다.

또 다른 예를 들어보자. 유방암을 치료하는 경우 방사선은 대개 유방부와 겨드랑이 임파절에만 쐰다. 따라서 유방부의 피부색이 변하거나, 겨드랑이 임파절의 림프액 흐름이 방해되어 팔이 붓는 부작용은 간혹 발생한다. 그러나 역시, 앞서 이야기했던 항암제 부작용과 같은 증상(탈모, 심한 구역질, 전신적 피부색의 변화)은 발생하지 않는다. 또한 골반부를 치료하지 않았으므로 자궁암이나 전립선암 치료에서 발생할 수 있는 설사나 방광염 유사 증상들도 발생하지 않는다.

방사선치료 시 탈모가 발생할 수 있는 것은 오직 뇌암이나 뇌 전이암을 치료할 때뿐이다. 이것은 치료의 정도에 따라, 그리고 개인 민감도에 따라 정도의 차이가 있어서 어떤 환자분들은 지속적으로 탈모가 생기기도 하고 어떤 분들은 치료 후에 점차 회복되기도 한다.

나이가 많아서 방사선치료의 부작용을 감당하지 못할까 두려워하는 분들도 많다. 그러나 암은 대부분 60대 이후에 발병하는 노인성 질환이며, 특히 방사선치료는 수술을 하기에 체력이 충분치 않은 환자분들을 대상으로 경험이 풍부하다는 점을 말하고 싶다. 대체로 방사선치료의 부작용은 항암제나 수술에 비해 가벼우며, 국소적 부작용만이 발생하므로 고령의 환우분들도 무리 없이 치료를 완수할 수 있으니 아무쪼록 용기를 내어 필요한 치료를 받으시기를 부탁드린다.

안타깝게도 대부분의 환자, 보호자분들은 수술 부작용에 대해서는 잘 받아들이는 편이나, 방사선치료의 부작용에 대해서는 대단히 예민하고 공포스러워한다. 이는 환자들뿐 아니라 의료인들에게도 마찬가지여서, 암 투병 중 원인 모를 증상이 생기면 방사선치료 때문이라고 지레짐작하기도 한다. 상황이 이렇다 보니 나를 비롯한 방사선종양학과 의사들은 아주 예전부터 방사선으로 인한 부작용이 생기지 않도록 심혈을 기울여왔다.

수많은 동물실험과 임상연구들을 통해서 방사선종양학과 의사들은 여러 장기들의 방사선 견딤 선량을 조사했고, 현재는 인체의 주요 장기들에 대해 초과하지 말아야 할 '제한 선량'이 보고되어 있다. 모든 방사선종양학과 의사들은 이 제한 선량에 대해 숙지하고 있으며 반드시 이를 지켜 치료하므로 안심하셔도 된다.

물론 방사선치료를 안 하고 살 수 있으면 가장 좋다. 그건 방사선치료뿐 아니라 모든 항암 치료가 마찬가지이다. 그러나 방사선치료에 대해 특별히 과장된 공포를 가질 필요는 없다! 방사선치료의 부작용은 국소적이며, 탈모, 심한 구역질, 피부 변화 등 전신적인 부작용(항암제치료의 부작용)은 발생하지 않음을 다시 한번 기억해주셨으면 좋겠다.

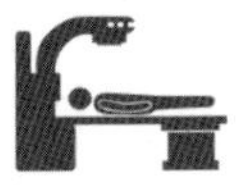

일반적인 방사선치료의 과정을 알려주세요

방사선치료는 다른 치료와는 달리, 환자분들이 방사선치료를 받기 위해 방사선종양학과에 먼저 내원하지 않는다. 암의 발병이 의심되면, 보통 내과(소화기내과, 종양내과 등)나 수술을 하는 외과(일반외과, 신경외과 등)에서 먼저 진단을 받는다. 진단을 받은 후에는 담당 의사가 치료의 흐름을 결정한 다음, 방사선치료가 필요하다고 생각되면 방사선종양학과 의사에게 치료를 의뢰한다. 방사선종양학과 의사는 외래에서 환자들을 면담하고, 치료의 효용을 평가하여 치료 여부를 결정한다.

치료 여부가 결정되면, 방사선종양학과 의사는 치료계획용 CT (set-up CT라고 한다)를 시행하고 치료 시작 날짜를 결정한다. 1990

년대 이후로 국내 대부분의 방사선치료는 CT를 기반으로 치료가 계획되는데, 이 계획용 CT를 이용해 촬영한 영상에서 암 덩이 자체와 전이 위험이 있는 부위를 파악하여 치료에 적합한 방사선량이 조사될 수 있도록 컴퓨터로 계획을 세운다.

이 계획 작업은 고도로 전문화된 작업이며, 방사선종양학과 의사들과 방사선사들이 평생에 걸쳐 공부하고 연구하는 분야이다. 계획 과정에서 우리는 암 덩이와 전이의 위험이 있는 부위에 최적의 방사선 에너지가 들어가도록 하면서 정상 장기로의 방사선 노출을 줄여 부작용이 발생하지 않도록 계획한다. 이 계획에는 최첨단의 물리적, 컴퓨터공학적 기술이 동원되는데 현재 우리나라의 방사선 치료계획 기술은 미국, 유럽과 견주어도 될 만큼 뛰어난 수준이다.

방사선 치료계획에 걸리는 시간은 짧게는 2~3일(암으로 인한 증상이 심하여 응급한 경우에는 하루 안에 진행하기도 한다), 길게는 2~3주까지 걸리기도 한다. 치료계획이 완성되면, 완성된 계획 프로그램을 방사선치료기에 옮기고, 프로그램에 따라 방사선치료기를 운행한다.

환자분들은 일반적인 방사선치료의 경우에는 5~8주간, 방사선수술이나 정위방사선치료 등의 치료를 받는 경우에는 2주 이내의 치료를 받게 된다. 치료는 일주일에 5일(월~금) 시행하며, 간혹 토요일 치료를 시행하는 병원도 있다. 길게는 2달 가까이 매일 내원해야 하므로, 거주지와 병원의 거리를 잘 감안하여 치료받을 병원을 정해야 한다.

방사선치료는 무색, 무통, 무취이다. 따라서 치료를 받는 동안에는 아무런 느낌이 없으며, 보이는 것도 없다. 그래서 환자분들은 본인이 치료를 받은 게 맞는지 간혹 의아해하기도 하는데, 치료가 잘되고 있는 것이니 걱정하지 않으셔도 된다.

치료를 받는 동안은 보통 1주일에 한 번씩 방사선종양학과 전문의의 진료를 받는다. 진료 중에는 치료로 인한 부작용이나, 현재 질병의 상태에 대한 전반적인 상담을 한다. 간혹 치료로 인한 부작용이나 동반 질환에 의한 체력 저하 등으로 치료의 진행이 어렵다고 생각되면 치료를 잠시 쉬거나, 심한 경우에는 중단하기도 한다.

물론 계획된 치료를 중단하는 것은 좋지 않으며, 가급적이면 계획된 대로 치료를 받는 것이 가장 좋다(체력적 부담이 심한 경우, 2~3일 정도의 휴식은 치료의 경과에 큰 영향을 주지 않을 수 있으니 너무 힘들면 담당 의사와 상의하도록 하자).

계획된 치료를 마치게 되면, 치료의 반응 평가와 부작용 관리 등을 위해 추적진료를 하게 된다. 방사선치료로 인한 부작용은 대개

치료가 종료될 무렵 가장 심하며, 이후에는 차차 감소하게 된다. 드물게 치료가 끝나고 3개월 이후에도 부작용이 발생하는 경우가 있는데 이를 만성 부작용이라고 하며, 이런 부작용이 있는 경우에는 좀 더 긴 추적진료를 필요로 한다.

치료 기간 중에는 가급적 체중을 유지해주는 것이 좋은데, 이는 체중이 심하게 변할 경우 몸 안의 장기, 종양의 위치가 변하여 치료의 정밀도가 떨어질 수 있기 때문이다. 또한 자궁이나 직장암 등 골반 내 암으로 인해 방사선치료를 하는 경우에는 방광 크기의 변화로 인해서 치료의 정밀도가 떨어질 수 있으므로 가급적 일정한 상태로 치료실을 방문하는 것이 좋다.

예를 들면, 직장암 환자의 경우 치료 전 1시간 정도 소변을 참기를 권장하는데, 만일 병원에서 집까지 30분이 걸리는 환자분이라면 외출 채비를 시작하기 전에 소변을 보고, 오셔서 대기한 뒤에 치료실에 들어가시라고 안내한다(그러면 대략 1시간이 된다).

방사선치료는 종양학과 의학을 오랜 기간 공부하고 인증받은 전문의와, 방사선학을 전문으로 배우고 풍부한 실전 경험을 가진 치료방사선사가 함께 설계하고 시행한다. 부작용이 적은 방사선치료라고 해도 암 치료라는 것이 어찌 힘들지 않을 수 있겠냐마는, 의료진들과 힘을 합쳐 계획된 치료를 잘 받는다면 암이라는 못된 병마를 함께 무사히 이겨낼 수 있을 것이라고 조심스레 제언해본다.

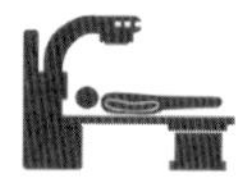

증상이 없어도 암이 생길 수 있나요? 병원은 언제 가야 하나요?

"아니, 아픈 곳이 하나도 없는데 암에 걸릴 수가 있나요?"

안타깝지만 대답은 '그럴 수 있다'이다. 직경이 겨우 1cm인 암 덩이에도 무려 10억 개의 암세포가 존재한다. 또한 우리 몸에 있는 대부분의 장기들은 약간의 손상이 있더라도 정상적으로 기능할 수 있도록 되어 있다. 따라서 이렇게 작은 암 덩이는 대부분 별다른 증상을 일으키지 않다가 크기가 매우 커지거나 전이한 뒤에야 증상을 유발하는 경우가 많다.

그렇다고 해서 모든 암이 이처럼 진행될 때까지 알아차릴 수 없는 것은 아니다. 어떤 암은 초기에도 증상이 있거나 덩어리가 만져져서 발견이 빠르고 치료가 용이한 반면, 어떤 암은 검진을 하더라도 상당히 진행될 때까지 알아차리기 어렵기도 하다. 필자는 여기서 한국인에게 가장 많이 발생하는 10개의 암을 증상이나 표징이 일찍 나타나는 정도에 따라 3개의 그룹으로 분류하여 설명하겠다.

*
'양호' 그룹 : 갑상선암, 유방암, 성대암

이 그룹에 속하는 암종은 증상도 일찍 나타나고, 검진에서도 발견이 용이하다.

갑상선암의 경우, 갑상선은 목 앞쪽에서 손으로 만져지는 장기이므로 촉진으로도 발견이 쉽고, 방사선 노출이 없고 비침습적인 초음파검사로도 발견이 가능하다. 또한 암이 발견되었다고 하더라도 치료 결과가 대단히 양호하다.

유방암 역시 손으로 촉지가 가능한 질환이며, 비침습적 검사인 초음파나 맘모그라피(유방촬영술)로 발견이 가능하다. 특히 유방암에 대해서는 여성분들이 조기검진의 중요성을 잘 알고 있고, 자가검진의 필요성도 널리 알려져 있으므로 조기에 발견이 잘 되는 편이며 그에 따라 완치율도 높은 편이다.

성대암은 주로 흡연자에게 생기는데 목소리를 만들어내는 기관의 특성상 작은 병변만 생겨도 목소리가 변하게 되므로 대부분의 환자들은 조기에 목소리의 변화를 호소하며 병원에 내원한다. 조기에 발견된 성대암은 치료의 결과가 양호하다. 치료 방법으로는 방사선치료와 수술이 모두 가능하며, 치료 성적은 비슷하지만 방사선치료가 수술보다 목소리의 손상이 덜한 편이다.

*
'중간' 그룹 : 위암, 대장암, 전립선암, 자궁경부암

이 그룹에 속하는 암종은 '양호' 그룹의 암처럼 직접 촉지가 가능하다거나 아주 이른 시기에 증상이 나타나지는 않지만, 대체로 초기에서 중기 사이에 증상이 발생하며(이것은 개인차가 있다) 검진을 통해서 조기발견 및 치료가 가능하다. 치료 경과도 대략 '양호' 그룹과 '주의' 그룹의 중간 정도이며, 조기에 발견하면 완치율이 높으나 말기에 발견하면 위험한 암종들이다.

위암은 한국인의 암 중 발병률 1위인 암이다. 위암은 초기에 증상(속 쓰림, 소화불량 등)이 나타나는 사람도 있고 말기까지도 증상이 나타나지 않는 사람도 있다. 위내시경을 통해 조기발견 및 치료가 가능하므로, 국가암검진권고안에 따라 40세 이후에는 위내시경을 정기적으로 받는 것이 바람직하다.

대장암 역시 발병률 순위 3위의 높은 유병률을 가지고 있다. 역시 초기나 중기에 증상이 나타나는 사람도 있고, 말기까지 증상이 나타나지 않는 사람도 있다. 잠혈검사 및 대장내시경 등 정기검진을 통해서 조기발견이 가능하며, 조기에 발견할 경우 완치율이 높으므로 45세 이후에는 검진을 받는 것이 좋겠다.

전립선암은 특징적으로 혈액 내 전립선암 수치(prostate specific antigen, PSA)를 통해 조기발견이 가능하다. 전립선비대증 등 관련 질환이 많은 노년층에서 이 검사를 흔히 시행하므로 비교적 조기에 발견이 잘 되는 편이다. 암종별 발병률 순위는 전체 7위, 남자 중에서는 5위이다. 증상은 암이 어느 정도 진행되어야 나타나는 편이나, 증상이 나타나기 전 혈액검사만으로도 발견이 가능하므로 초기에 진단되는 경우가 많고 치료 경과도 양호하다. 또한 병 자체의 진행이 매우 느리다는 특징이 있다. 국가암검진권고안에는 포함되어 있지 않다.

자궁경부암은 생활양식이 개선되고, 자궁경부암 예방주사라고 알려져 있는 인유두종백신 접종이 보편화됨에 따라 감소 추세에 있는 암이다. 증상이 나타나는 시기는 개인차가 있으며, 가장 흔한 증상은 성교 후 경미한 질 출혈이다. 암이 진행됨에 따라 출혈이 심해지고, 악취가 나는 등의 증상이 발생할 수 있다. 발병률 순위는 전체적으로는 10위 밖이며, 여성 중에서는 7위이다. '자궁경부암 검진'이라고 알려져 있는 자궁경부세포검사를 통해 조기발견이 가능하다. 예방접종을 하게 되면 70% 이상 예방이 가능하므로 가급적 예방주사를 맞는 것이 좋겠다. 국가암검진권고안에서는 20세 이상 여성에게 3년에 한 번씩 자궁경부세포검사를 시행하도록 권장하고 있다.

*

'주의' 그룹 : 폐암, 간암, 담도암, 췌장암

이 그룹에 속하는 네 종류의 암은 한국인의 10대 암 중에 경과가 가장 안 좋은 축에 속한다. 물론 이들 또한 조기에 발견되면 완치의 가능성이 있으나, 증상이 초기에 나타나지 않고 검진을 통해서도 발견이 어려울 수 있어 암이 진행된 채로 발견되는 경우가 많다.

폐암은 발병률 순위 4위, 사망률 순위 1위이다. 전 세계적으로 가장 악명이 높은 암이며, 흡연과 밀접하게 연관되어 있으므로 폐암을 예방하기 위해서는 반드시 금연해야 한다. 폐암으로 인해 직접적인 증상이 나타난다면 암이 이미 상당히 진행되었을 가능성이 높다. 현재 국가암검진권고안에서는 30갑년 이상의 흡연력이 있는 경우(갑년은 하루 평균 담배 소비량에 흡연 기간을 곱한 것으로, 예를 들어, 하루 1갑×30년 흡연=30갑년, 하루 2갑×15년=30갑년이다) 55세 이상에서 저선량 흉부 CT를 추천하고 있다. 저선량 흉부 CT는 폐를 촬영하되 방사선 노출을 최대한으로 줄인 검사 방법이다. 검진 권고안에 따라 검진받고 금연하는 것이 폐암을 예방할 수 있는 최선의 방법이다.

간암은 발병률 순위는 6위이나 사망률 순위가 2위인 무서운 암이다. '침묵의 암'이라는 별명이 말해주듯이 간암은 상당히 진행될 때까지 증상이 나타나지 않는다. 간은 인체의 장기 중 크기가 가장 크고, 장기 전체의 20~30%만 남아도 정상적인 기능을 할 수 있기 때문에 10cm 이상의 큰 암이 아무런 증상 없이 발견되는 경우도 흔하다.

우리나라에 간암 환자가 많은 것은 간염 보균자 수와 관계가 있다. 우리나라에는 특히 B형 간염 보균자가 많은데, B형 간염이 있는 경우 높게는 100배까지 간암 발병률이 높아질 수 있다. 따라서 국가암검진권고안에서는 40세 이상의 B, C형 간염 보균자의 경우 6개월마다 정기검진을 권장하고 있다. 이처럼 간염 보균자인 분들의 정기검진은 필수인데, 안타깝게도 이 권고안이 생각보다 잘 지켜지지 않고 있으며 많은 환자분들이 병이 상당히 진행된 상태로 내원한다. 간암 또한 초기에 발견하면 완치가 가능하므로 반드시 권고안에 따라 정기검진을 받도록 한다.

담도암과 췌장암은 발병률 순위가 각각 9위, 8위로 흔한 암은 아니지만 사망률 순위는 5위, 6위로 치료 경과가 좋지 않은 암종이다. 이 두 암은 초기에 증상이 잘 나타나지 않으며, 정기검진에서도 발견하기가 어렵고 진단을 위해서는 정밀검사가 필요한 경우가 많다. 유일한 완치 방법은 수술인데, 이 두 암은 간, 담도, 췌장, 십이지장, 위, 혈관 등이 복잡하게 얽혀있는 깊숙한 부위에 발생하여 완치 수술이 어려운 경우가 많다. 또한 수술을 하게 되더라도 위험 부담이 있는 규모가 큰 수술을 하게 된다.

담도암과 췌장암의 예방을 위해서는 알려진 위험인자를 피하는 수밖에 없다. 담도암의 유발인자 중 하나인 간흡충 감염은 민물고기를 날 것으로 섭취하는 것과 관계가 있으므로 민물고기는 반드시 익혀 먹어야 한다. 췌장암은 흡연, 비만, 당뇨 등과 관계가 있으므로 금연 및 체중 조절, 그리고 당뇨의 관리가 예방에 도움이 된다.

요약해보면, 갑상선암이나 성대암처럼 초기에 증상이 나타나거나 만져지는 암도 있는 반면, 담도암이나 췌장암처럼 암이 진행될 때까지 증상이 나타나지 않고 예방도 어려운 암도 있다. 이렇게 다양한 암을 예방하기 위해 가장 중요한 것 두 가지는 '금연'과 '건강검진'이다. 이 두 가지로 위의 암들 중 '양호'와 '중간' 그룹은 상당수가 예방되거나 조기에 발견되어 완치될 수 있으며, 가장 예후가 불량한 '주의' 그룹도 금연과 검진을 통해 암의 위험을 상당히 감소시킬 수 있다.

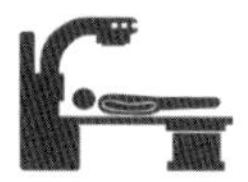

방사선치료 중의 일상생활에 대해 알려주세요

– 일, 식생활, 목욕, 성생활, 임신 등

*

치료 중에 일을 해도 되나요?

방사선치료는 항암제치료나 수술에 비해 몸에 미치는 부담이 적다. 방사선치료 및 암 진단기술이 덜 발달했던 과거에는 넓은 부위에 방사선치료를 시행하기도 했지만, 근래의 방사선치료는 암이 있는 부위와 바로 주변의 위험 부위만을 표적으로 삼아 치료하므로 부작용은 과거에 비해 크게 줄었다. 흔히 혼동되는 항암제치료의 부작용, 즉 심한 구역질이나 탈모, 체력 저하 등은 방사선치료로 인해서는 거의 발생하지 않는다.

필자의 외래를 내방하는 환자들의 70% 정도는 암 치료를 받지 않는 사람들과 비교했을 때 체력적으로 큰 차이가 나지 않는다. 가벼운 부작용을 호소하는 사례는 종종 있지만, 생활습관을 조절하고 적당한 약을 복용한다면 대개는 일상생활에 지장이 없도록 관리가 가능하다.

또한 필자는 강도 높은 육체노동이 아니라면 치료 중에도 본래 하던 일을 하는 것을 권장한다. 그렇게 하는 것이 우울해지고 지치기 쉬운 암 환자들에게 자신감과 긍정적인 자세를 가질 수 있도록 도와주며, 가만히 누워 있는 것보다는 적게나마 운동 효과가 있으니 당연히 건강에도 도움이 된다.

다만 치료받는 부위를 과하게 사용하는 일은 자제해야 한다. 예를 들어, 오른쪽 유방암으로 수술 후 방사선치료를 받는 분이 있다고 가정해보자. 유방암의 방사선치료는 우측 유방과 겨드랑이 임파절을 표적으로 치료하며, 겨드랑이 임파절에 생기는 부작용으로 인해 오른팔의 부종 등이 발생할 수 있다. 따라서 오른팔을 이용해 반복적으로 무거운 걸 들거나, 큰 힘을 써야 하는 일이라면 피하는 것이 좋다. 또 다른 예로 전립선, 직장, 자궁암 등을 치료할 때, 오랜 시간 사이클을 타거나 마라톤 등을 하는 것은 회음부에 부담이 되므로 자제하는 것이 좋다.

*

가족들과 함께 생활해도 되나요(목욕, 화장실 사용 등)?

방사선치료를 받는 환자들에게 목욕이나 화장실 사용을 포함한 공동생활의 제한 사항은 전혀 없다. 이것은 방사선과 방사능을 혼동하는 데서 온 걱정일 뿐이다. 방사능은 쉽게 말하면 방사선을 뿜어낼 수 있는 능력이다.

방사능을 가진 물질(라듐, 플루토늄, 세슘 등)은 자체 붕괴하면서 방사선을 뿜어낸다. 방사선치료에서 사용되는 방사선은 이 같은 방사능 물질을 이용해 만든 것이 아닌 전자를 이용해 만든 X선이다. 치료 중에 사용되는 X선은 치료 후 체내에 남아 있지 않으므로 주변 사람들에게 아무런 해도 끼치지 않는다.

다만 핵의학과나 내분비내과에서 시행하는 갑상선 치료에서는 방사선동위원소를 사용하며, 치료 후 수일 정도는 화장실 사용이나 공동생활에서 주의해야 할 점이 있을 수 있다. 이는 치료를 시행하는 핵의학과나 내분비내과에서 구체적 안내를 받는 것이 좋겠다.

*

운동을 하는 것이 좋은가요? 아니면 푹 쉬는 것이 좋은가요?

세계암연구재단과 미국암협회의 보고서에 의하면, 규칙적인 운동이나 활발한 라이프스타일은 그 자체가 암을 예방하는 요소이다. 암이 발생하기 전 예방 차원에서나, 암 치료 후의 재발 방지를 위해서도 적당한 운동은 도움이 될 수 있다.

다른 질병이 없다는 가정하에, 방사선치료를 받는 환자분들은 대개 일반인과 체력적으로 별 차이가 없다. 따라서 적당한 운동을 하는 것도 좋고, 원래 하던 일을 계속 하는 것도 상관없다. 다만 체력 소모가 심한 운동이나 노동(건설현장 노동과 같은) 등은 상식적으로 자제하는 것이 좋겠다.

방사선치료 중에는 치료 부위에 국소적인 부작용이 발생할 가능성이 있으므로, 치료 부위와 가까운 신체를 반복적으로 사용하는 운동은 자제하는 것이 좋다. 예를 들어, 골반부 방사선치료(직장암, 자궁암, 전립선암 등)를 받는 사람들에게 장시간 자전거를 타거나 마라톤을 하는 것은 권하지 않는다. 이는 회음부에 자극이 될 수 있으며 피부염이나 통증 등을 유발할 수 있기 때문이다. 또한 유방암으로 방사선치료를 받는 경우, 치료받는 쪽의 팔을 너무 많이 쓰거나 무거운 것을 드는 운동은 권하지 않는다.

*

방사선치료 중에 성생활은 가능한가요?[5)]

일단, 골반부 방사선치료(전립선암, 자궁암, 직장암, 방광암, 항문암 등)가 아닌 경우 방사선치료는 생식기에 거의 영향을 미치지 않는다. 따라서 골반부 방사선치료를 받는 것이 아니라면 성생활에 대해 특별한 주의사항은 없다.

골반부 방사선치료를 받거나 받은 후에도 성생활이 가능하다. 다만 남성의 경우 전립선암을 치료받는 중에는 발기부전이나, 사정 시 통증 등의 증상이 나타날 수 있다(다른 골반 내 암 치료 시에도 이런 부작용이 발생할 수는 있으나 매우 드물다). 통증의 경우는 치료 후 몇 주 이내에 대부분 회복되나 발기부전의 경우는 이전과 같이 회복되지 않을 수도 있으며, 비뇨기과 진료 등을 통해 도움을 받아야 한다.

여성의 경우에는 골반부 암의 방사선치료를 시행하는 경우, 질 수축 증상이 발생하여 성생활이 이전보다 어려워질 수 있다. 질 확

장기(vaginal dilator)나 호르몬 치료 등을 활용하면 도움이 될 수 있다. 골반부의 방사선치료를 받는 여성들은 이에 대해 담당 의사와 상의하면서 치료받는 것이 좋겠다.

암은 상대에게 전염되지 않으며, 성생활로 인해서 암이 재발되거나 진전되지 않는다. 또한 암이 성생활로 인해 생긴 것도 아니다. 따라서 암에 대한 죄책감 때문에 성생활을 주저하는 것은 옳지 않다. 또한 자궁적출술을 해서 자궁이 없더라도 성생활이 충분히 가능하다.[6]

*

방사선치료를 하면 임신을 못 하나요?[7]

골반부 방사선치료(전립선암, 자궁암, 직장암, 방광암, 항문암 등)가 아니라면 남성, 여성 모두 수태능력에 방사선치료가 미치는 영향은 적으며 정상적 임신이 가능하다.

골반부 방사선치료를 받는 경우

남성의 경우, 일반적으로는 골반부 방사선치료가 수태능력에 크게 영향을 주지 않지만(골반부 방사선치료를 하더라도 정자를 만드는 고환부가 영향을 받는 경우는 적다) 정자 생성능력이나 정자의 형태 등에 손상을 줄 수 있다. 따라서 만일 아이를 가질 계획이 있는 젊은 남성이라면 치료 전 담당의와 상의해야 한다.

여성이 골반부 치료를 받는 경우, 특히 자궁암 치료를 하는 경우에는 불임 가능성이 매우 높다. 따라서 임신을 원하는 젊은 환자라면 방사선치료 대신 수술을 선택하거나, 난소의 위치를 골반 밖으로 옮기는 시술 혹은 난소를 냉동 보관하는 시술 등을 고려해야 한다. 임신을 원하거나 가능성이 있는 여성 환자라면 골반부 암 치료 시 담당의와 상의해야 한다.

*

방사선치료 중에는 무엇을 먹거나 먹지 말아야 하나요?

필자는 과거 이 내용으로만 책을 한 권 출판하였다(《암 전문의가 알려주는 항암 밥상의 힘》, 중앙생활사). 그만큼 할 수 있는 얘기가 많은데, 좀 더 상세한 내용은 뒤에서 다루기로 하고 이 장에서는 필자가 진료 시 짧게 안내해드리는 내용을 대화체로 기술해보겠다.

"선생님, 방사선치료 중에 꼭 먹어야 하거나 먹으면 안 되는 음식이 있나요?"

"특별히 먹거나 먹지 말아야 할 음식은 없습니다. 암 예방과 음식에 관해서는 많은 연구가 진행되어 왔는데, 요약해보면 우리가 일반적으로 알고 있는 건강 상식과 크게 차이가 없습니다. 신선한 채소와 과일을 다양하게 드시고, 콩이 건강에 좋고, 도정하지 않은 곡류가 도움이 되며, 붉은 육류나 햄, 소시지보다는 생선이나 닭고기를 드시는 게 좋습니다. 담배는 암을 유발하는 직접적인 독소이므로 무조건 끊으셔야 하며, 술은 가능하면 끊으시는 게 좋고 불가피한 상황에서는 양을 적게 드셔야 합니다."

*
임산부도 방사선치료를 받을 수 있나요?[8)]

암은 노인성 질환이며, 65세 이상의 인구에서 전체 암의 75%가 발병한다. 따라서 임신 중인 젊은 여성이 암에 걸리는 일은 사실 상당히 드물다.

방사선은 태아에게 해를 미치는 것으로 알려져 있으며, 높은 선량이 조사되면 기형이나 유산을 유발할 수 있다. 일반적으로 방사선치료에 쓰이는 방사선량은 태아에게 절대 조사되어서는 안 되는 높은 선량이다. 그러므로 자궁에 직접 방사선을 조사할 가능성이 있는 자궁암, 직장암, 항문암 등 하복부의 방사선치료는 임신 중에 절대 해서는 안 된다.

학술적으로는 자궁과 멀리 떨어진, 예를 들면 두경부암 같은 암은 치료를 하더라도 태아에 별로 영향을 미치지 않는다고 한다. 두경부암과 가장 흔한 여성암인 유방암, 그리고 비교적 젊은 나이에 발생할 수 있는 림프종의 경우, 몇몇 불가피한 사례에서 임신 중에 방사선치료를 한 사례가 있다. 이 사례에서는 조심스럽게 태아에게 조사될 수 있는 방사선량을 측정하였고, 방사선이 자궁에 최대한 영향을 미치지 않도록 설계하고 치료하였다. 그리고 대부분 건강한 아기를 출산하였다.

하지만 태아의 건강과 순산은 너무나 중요하기 때문에, 약간의 위험성이라도 남기고 싶지 않은 것이 환자와 의사 모두의 마음이다. 따라서 임신 중인 경우에는, 아주 예외적이고 불가피한 경우가 아니라면 방사선치료를 하지 않을 것을 권장한다.

임신 중의 암 발병 및 치료는 사례도 드물고 여러 가지 어려운 결정이 필요하므로, 경험이 많은 여러 전공의 전문의들이 협력하여 치료를 진행해야 한다. 따라서 혹여 안타깝게도 임신 중에 병을 얻었다면 신뢰할 만한 대형기관에서 치료받을 것을 권장한다.

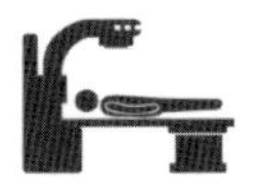

방사선과 항암 치료는 무엇이 다른가요?

우리나라에서는 항암 치료와 항암제치료가 흔히 같은 뜻으로 쓰이는데, 이것은 사실 잘못된 것이다. 항암 치료는 암을 치료하는 모든 방법을 통칭하는 용어로, 수술, 방사선치료, 그리고 항암제치료를 모두 포함한다. 따라서 여기서는 항암제치료를 항암 치료라고 하지 않고, 다른 치료와의 구별을 위해 약물치료라고 칭하겠다.

일반적으로 암을 완치시키는 가장 쉬운 방법은 수술이다. 특히, 조기에 발견하여 종양의 크기가 작고, 암세포가 다른 장기나 혈액, 림프액 등 체액 내로 전이되기 전의 상태에서 도려내게 되면 완치의 가능성이 매우 높다.

그러나 암이 악성화하여 혈액이나 림프액으로 암세포가 침투하고, 타 장기에 전이하게 되면 수술로는 암을 완전히 제거할 수 없는 상황이 된다. 약물치료(항암제치료)는 이렇게 암이 전이된 상태일 때 주로 사용하게 되는데, 항암제는 혈관을 통해 전신에 퍼지므로 전이한 암과 혈액 내에 존재하는 암세포를 전체적으로 치료할 수 있다.

그렇다면 항암제만 사용하면 모든 암이 나을 수 있는 것 아닌가? 그러나 안타깝게도 항암제는 치료의 범위가 넓긴 하지만 치료 효과가 강력하지는 않다. 일부 항암제에 예외적으로 잘 반응하는 암을 제외하고는, 항암제만으로 체내에 존재하는 모든 암세포를 제거하여 완치를 기대하기는 어렵다.

반면 방사선치료는 치료의 범위는 항암제보다 좁으나 효과는 강력하다. 방사선은 현재까지 인류가 발견한 가장 강력한 항암물질이라고 일컬어진다. 조기에 암을 발견한 경우(예를 들어, 폐암, 간암, 두경부암, 전립선암, 항문암 등) 방사선치료는 수술적으로 암을 도려낸 것과 유사한 수준의 완치율을 보여주기도 한다.

그렇다면 암 치료에 사용되는 방사선의 선량은 어느 정도일까? 성대암을 완치시키는 데 사용되는 방사선의 선량이 대략 70Gy(그레이, 방사선흡수선량의 단위) 정도이며, 전립선암을 완치시키는 데 사용되는 양이 대략 75~80Gy이다. 유방암의 수술 후 보조적 방사선치료에서 사용되는 선량은 대략 60~70Gy 정도이다. 수술과 유사한 완치율을 보이는 정위방사선치료 기법에는 100Gy 이상의 선량이 사용되기도 한다(100Gy의 선량은 흉부 엑스레이(X-ray) 촬영 시 받는 방사선량의 약 500만 배이다).

어떻게 저렇게 많은 양의 방사선을 사용할 수 있을까? 방사선치료는 암 자체와 암이 전이될 수 있는 부위를 정밀하게 계측한 뒤 해당 범위에 국소적으로 시행하며, 그 이외의 범위에는 방사선이 최소한으로 들어가도록 설계된다. 따라서 방사선의 부작용은 치료받는 부위 주변에 국한되며, 전신적인 부작용은 경미하다. 또한 여러 번에 나누어 치료함으로써 부작용을 줄이고 치료 효율을 높이기도 한다.

우리는 대중매체를 통해 혹은 암을 경험한 주변 친지들이 구토, 식욕 저하, 통증, 피부색 변화 등 항암 약물치료로 인한 부작용으로 고통받는 것을 보았다. 이러한 경험은 같은 항암 치료로 인식되는 방사선치료에 대해서도 공포심을 갖게 만들었다.

그러나 방사선치료는 앞서 말했듯이 치료를 받은 부위 이외에는 부작용이 거의 없다. 가령, 항문암이나 자궁암으로 골반부 치료를 받은 사람들에게서 머리가 빠지거나, 구토를 하는 등의 부작용은 나타나지 않는다.

다만 골반부 치료이므로 항문이나 방광에 방사선의 영향이 발생하여 설사를 하거나, 방광염 유사 증상(배뇨통, 빈뇨, 잔뇨감 등)은 나타날 수 있다. 또한 폐암으로 흉부 치료를 하는 환자분들의 경우, 폐나 식도와 연관된 증상(기침, 속 쓰림, 연하통 등)은 나타날 수 있지만 설사를 한다거나 방광염 유사 증상은 발생하지 않는다. 머리가 빠지는 것은 뇌암이나 뇌 전이로 인해 방사선치료를 할 때만 발생하는 부작용이다.

*

세 가지 암 치료 방법

이처럼 암의 주된 치료는 크게 세 가지로 나눌 수 있다. 암 덩어리를 도려내는 '수술', 항암제를 혈액 내로 주입해 전신적으로 치료하는 '약물치료', 그리고 암 덩어리와 암이 퍼질 위험이 있는 부위를 선택적으로 공격하는 '방사선치료'다.

이 세 가지 치료는 효과를 더욱 높이기 위해 병용하여 사용되기도 한다. 수술로 눈에 보이는 암을 제거한 뒤, 현미경으로만 관찰이 가능한 잔여 암세포마저 박멸하기 위해 암이 있던 부위 주변으로 방사선치료를 진행하기도 한다. 이를 보조적 방사선치료

(adjuvant radiotherapy)라고 하며, 유방암, 두경부암, 폐암 등에서 흔히 사용된다. 유사한 목적으로 방사선치료가 수술보다 먼저 진행되어, 암을 약화시킨 뒤 수술을 더 완벽하게 하는 방법도 있는데 이때 시행하는 방사선치료를 선행적 방사선치료(neoadjuvant radiotherapy)라고 한다. 이것은 직장암, 폐암, 식도암 등에서 많이 사용된다.

병행화학방사선치료(concurrent chemoradiotherapy, CCRT)라고 하는 것은 방사선치료의 효과를 극대화하기 위해 방사선치료와 약물치료를 동시에 진행하는 것이다. 이때는 치료의 부작용이 몸에 부담을 줄 수 있으므로, 약물치료의 양을 단독 치료보다 줄여서 사용한다. 약물치료는 방사선치료의 암세포 사멸 반응을 증폭시키며, 이 병합치료는 경우에 따라 수술과 유사한 수준의 완치효과를 보이는 강력한 치료 방법이다.

본래의 주제로 돌아와서 질문의 답을 요약하자면, 약물치료(항암제치료)는 혈관을 통해 항암제를 주입하는 치료이며 전신의 암 덩이와 암세포에 포괄적인 효과가 있다. 치료의 범위는 넓으나, 국소적인 치료 효과는 약한 편이다. 그리고 체력 저하, 구역질, 탈모 등의 부작용을 동반할 수 있다. 반면 방사선치료는 목표가 되는 암 덩이와 주변 위험 부위만을 선택적으로 타격하며, 치료의 범위는 약물치료보다 좁으나 국소적 효과는 강하다. 부작용은 치료 부위에 국한되며, 전신적인 체력 저하, 구역질, 탈모 등은 대개 발생하지 않는다.

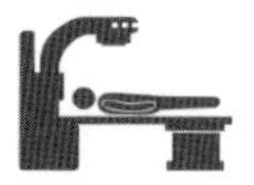

CT나 엑스레이를 많이 찍으면 암이 오히려 악화되지 않을까요?

일단, 암 환자의 방사선검사에 대한 고전적인 입장은 다음과 같다.

"의료기기를 통해 노출되는 방사선으로 인한 발암의 위험은 대단히 낮으며, 진단검사로 인한 치료적 유익이 방사선으로 인한 위해를 크게 상회하므로 의료적 필요에 따라 검사를 시행해야 한다."

이 말 자체는 틀린 바가 없다. 그런데 문제는 이 말만으로는 환자나 보호자들로부터 방사선검사에 대한 공포를 완전히 사라지게 하지 못한다는 점이다.

누군가가 속 시원하게, 검사로 인한 방사선 피폭이 암이나 여타 질병에 미치는 영향에 대해 체계적으로 말해줄 수 있으면 좋겠다.

하지만 방사선 피폭이 인간의 건강에 미치는 영향에 대한 연구는 매우 부족하다. 이 연구들은 대부분 나가사키 원자폭탄 피해자들이나 체르노빌 사건 피해자들처럼 사고에 의한 정보에 의존하고 있기 때문이다(방사선을 사람에게 노출시키면서 위해를 관찰하는 연구는 윤리적으로 불가능하기 때문이다).

일단 흔히 사용되는 방사선검사의 흡수선량은 아래와 같다.[9)10)]

구분	방사선량 (mSv(밀리시버트))	동일한 선량의 자연방사선량 누적 기간	흉부 엑스레이의 배수
CT 촬영			
머리	2.0	8개월	20
흉부	7.0	2년	70
저선량 흉부	2.0	8개월	20
복부	10.0	3년	100
일반 방사선촬영			
팔, 다리	0.001	1일 미만	0.01
흉부	0.1	10일	1
요추	0.7	3개월	7
복부	1.2	5개월	12
기타			
유방촬영술	0.7	3개월	7
골다공증검사	0.001	1일 미만	0.01
위장조영술	1.5	6개월	15
심장혈관조영술	5~15	20개월~5년	50~150
핵의학검사			
Bone scan	4.2	16개월	42
PET CT	25.0	8년	250

높은 선량의 방사선이 몸에 유해한 것은 자명하다(전신이 4,000mSv(밀리시버트) 이상의 방사선에 노출될 경우, 수개월 이내로 50%가 사망한다). 문제는 100mSv 이하에 해당하는 저선량 노출이다.

진단검사로 인한 방사선 노출은 대개 저선량 노출에 속한다. 그런데 저선량 노출의 경우, 방사선과 암 발병과의 관계는 명확하지 않다. 또한 노출된 방사선량은 누적되기도 하지만, 시간이 지나면서 회복되기도 한다(1년 전에 받은 흉부 CT를 한 달 전에 받은 것과 똑같이 7.0mSv의 흡수선량으로 계산해야 할 것인가?). 게다가 서로 다른 부위에 시행된 검사들이 복합적으로 인체에 어떻게 영향을 미칠지도 알려진 바가 없다.

다만 연구적으로 추정한 바에 따르면(어디까지나 추정이다!) 1mSv의 방사선을 받을 때마다 치명적인 암의 발병률이 ~0.005% 상승한다고 한다. 따라서 100mSv를 받았다면 대략 ~0.5% 상승되겠다(~ 표시는, 높게 봤을 때 그 정도까지 볼 수 있다는 뜻이다).[11]

그러나 위의 공식을 이용하더라도 앞서 설명했듯이 많은 불확실한 요소가 있으며, 자연적으로 받는 방사선량도 있기 때문에 저선량 방사선 노출이 암과 얼마나 관계가 있을지를 정확하게 예측하는 것은 사실 거의 불가능하다(자연방사선 : 자연방사선량이 유난히 높은 브라질의 '가리바리' 지역에서는 연간 약 10mSv의 자연방사선 노출이 있다. 한국에서의 연간 자연방사선량은 약 3mSv로 알려져 있다).

암 치료에 종사하는 모든 의료진은 불필요한 방사선검사를 처방하는 것을 선호하지 않으며, 가능한 한 최소한의 검사만 하도록 노력하고 있다. 또한 대부분의 암 치료 후 방사선검사는 의료진의 자의에 의해서 이루어지는 것이 아니라 각 병원의 치료 지침에 따라 일괄적으로 행해지는 경우가 많다(예 : 위험도가 높은 경우 3개월에 한 번씩, 낮은 경우 6개월이나 1년에 한 번씩 검사).

따라서 요약하자면, 환자분들이나 보호자들의 입장에서는 가급적 의료진의 치료 전략에 따라 진단검사를 받는 것이 좋겠다. 진단검사를 하기 위해 방사선에 노출되는 것보다 추적검사를 놓쳐 암이 재발하는 것이 훨씬 더 해롭기 때문이다.

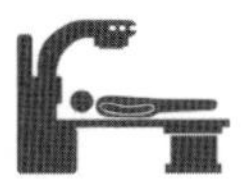

암의 전이란 무엇인가요?
전이한 암은 완치가 불가능한가요?

*

전이란 무엇인가

암은 자라나면서 주변으로 침범할 수 있는 능력을 획득하는데, 대개의 경우 원발 부위 주변에 있는 림프계를 먼저 침윤하고, 그 이후에 혈관을 침윤하여 혈액을 타고 다른 장기로 이동한다. 이렇게 침윤하고 이동하는 일련의 과정을 전이(metastasis)라고 한다.

임파절 전이

림프계(lymphatic system)는 우리 몸 구석구석에 퍼져있는 액체 순환 통로이며 림프액이 그 안을 흐르며 노폐물을 제거하고 체액 순환을 돕는다. 임파절은 림프계를 따라 간격을 두고 배치된 작은 콩 모양의 조직인데, 가슴, 목, 겨드랑이, 종격동, 사타구니 등에 많이 분포해 있다. 이 임파절에는 림프구라는 면역기능을 가진 백혈구가 있는데, 암세포가 더 이상 퍼지지 못하도록 잡아주는 역할을 하기도 한다.

암이 혈관을 침범해서 혈행성 전이(피를 타고 암이 이동하는 것)를 하기 전에 대개 주변의 림프계를 먼저 침윤하는데, 이러한 암세포들이 임파절에서 면역세포들과 엉켜 있는 경우가 많다. 이때의 상태를 '임파절 전이'라고 한다.

모든 암세포가 임파절에서의 면역작용에 의해 붙잡혀 있어 더 이상 퍼지지 않았다면, 원발암과 그 주변 임파절을 긁어내거나 방사선치료를 시행하여 완치를 기대할 수 있다. 그러나 임파절 전이만 있는 경우에도 영상검사 등으로 알아낼 수 없는 미세한 암세포들이 이미 혈관을 침범했을 수도 있기 때문에, 임파절을 포함해 치료하더라도 재발하거나 다른 장기에 전이하는 경우가 발생할 수 있다.

요약하면, 임파절 전이만 있고 혈행성 전이가 없는 경우에는 수술이나 방사선치료를 통해 완벽하지는 않더라도 완치의 가능성이 있다는 것이다.

혈행성 전이

암의 침습능력이 더욱 강해져 혈관 내로 침범하게 되면, 암세포는 혈액을 타고 이동하여 다른 장기에 암을 만들게 된다. 폐, 뇌, 간, 뼈 등은 혈행이 풍부하기 때문에 전이한 암세포들이 생착하여 새로운 암을 만들기 쉽다. 이렇게 혈액을 타고 이동하는 전이를 피를 타고 흐른다고 하여 혈행성 전이, 혹은 원발 부위에서 떨어진 부위에 전이했다 하여 원격 전이(distant metastasis)라고 한다.

이때의 병기를 보통 4기라고 한다. 혈행성 전이가 발생하게 되면 일반적으로 완치는 어렵다고 알려져 있으며, 항암제치료를 통하여 병의 진행을 느리게 하는 것이 주된 치료가 된다.

과거에는 혈행성 전이가 발견되면 대략 6개월 이내의 여명을 예상하였다. 그러나 새로운 표적항암제, 면역항암제 등이 꾸준히 개발되고 정밀한 방사선치료의 기술이 발달하면서 이러한 기존의 상황은 많이 바뀌었다. 소전이(oligometastasis, 전이암이 몸 전체에 퍼져 있지 않고 몸에서 1~3개의 작은 덩어리로만 발견되는 것)의 경우, 전이된 암을 수술이나 방사선으로 치료하면 4~5년 이상의 장기 생존이 가능한 경우도 적지 않다. 또한 항암제에 대한 반응이 좋을 경우, 치료를 유지하면 수년 이상 암이 더 번지지 않는 상태로 생존하는 경우도 드물지 않다.

*

전이된 암은 완치가 불가능한가요?

앞서 말한 것처럼, 임파절 전이만 있고 혈행성 전이가 없는 경우에는 원발암과 주변 임파절을 수술로 긁어내거나, 고선량의 방사선을 원발암과 임파절에 쬐어 완치를 노릴 수 있다. 물론 임파절 전이가 없는 경우에 비하면 완치율은 다소 떨어진다.

혈행성 전이가 있는 경우에는 완치의 가능성은 낮지만, 전이된 병소의 양이 적고 크기가 작아 수술이나 방사선치료로 조절이 가능하다면 완치는 어렵더라도 장기 생존이 가능할 수 있다. 또한 최근에는 여러 종류의 신규 항암제가 개발되어서 항암제치료에 반응이 좋을 경우에는 장기 생존하는 경우도 드물지 않다.

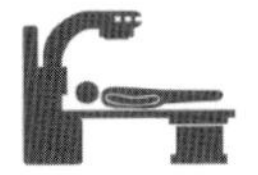

암 치료 중에는 약을 먹으면 안 되나요?

만약 항암제를 복용하거나 주사로 맞고 있다면, 담당 의사에게 처방받은 약 이외의 약들은 복용하기 전에 담당 의사와 상의해야 한다. 항암제는 전반적인 체력을 저하시키는 경우도 있고, 면역을 담당하는 백혈구 수치를 낮추기도 하며, 일부 약들의 경우 항암제와 상호작용을 해서 약효에 영향을 끼치거나 부작용을 증대시킬 수 있기 때문이다.

방사선치료의 경우에는, 방사선치료만 받고 있거나 혹은 항암제를 처방한 종양내과 의사로부터 동의를 받았다면 대개는 약을 사용하는 데 특별한 주의를 요하지 않는다. 혈압약이나 당뇨약 등 만성질환의 약이나 진통제, 소화제 등은 방사선치료와 관계없이 복용이 가능하다. 그러나 치료를 받고 있는 부위와 관련 있는 약을 복용한다거나(예를 들어 직장암이나 전립선암, 자궁암 치료를 받는 환자가 설사약이나 변비약을 복용하는 경우 등), 넓은 부위의 방사선치료를 받고 있거나, 여러 차례 재치료를 받는 경우에는 담당 의사와 상의해야 한다. 또한 체력 상태가 매우 좋지 않거나 말기 암 투병 중인 분이시라면 어떤 약을 복용하더라도 담당 의사와 상의하는 것이 좋다.

과거 방사선치료의 기술이 발달하기 전에는, 암과 전이 위험 부위를 정확히 조준하여 치료할 수 없기에 치료에 포함시켜야 하는 부위가 넓었다. 그러다 보니 상당 부분의 뼈와 골수가 방사선의 영향을 받아서 면역력이 저하되는 경우가 있었고 그에 따라 약의 복용이 제한되는 경우가 있었다. 그러나 최근에는 방사선 치료 기술이 발달하여 이러한 일은 드물다.

추가적으로, 효과가 검증되지 않은 보조약품이나 영양보조제 등에 대해서는 치료 중의 안전성에 대해 확답할 수 없다.

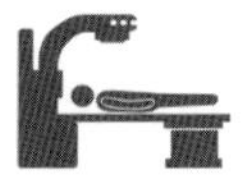

방사선치료 중에는 치과 치료를 받으면 안 되나요?

방사선치료를 받는 기간이 길게는 두 달까지도 되다 보니, 치료 중에도 그렇고 치료 후에도 치과 진료 때문에 문의하시는 분들이 많다. 일선의 치과 의원들에서는 수년 전 방사선치료를 했다는 과거력이 있다는 이유로 진료를 꺼려하기도 한다.

결론적으로, 이가 있는 아래턱이나 위턱 주변에 방사선치료를 받는 것이 아니라면, 치과 진료는 방사선치료와 무관하게 받을 수 있다. 따라서 대부분의 방사선치료를 받는 환자분들은 사실 치과 진료를 받아도 무관하다. 좀 더 명확한 이해를 돕기 위해 방사선치료 후 치과 진료 시 주의해야 하는 암종을 아래와 같이 분류해 보았다.

무위험군

방사선치료와 무관하게 치과 진료를 받을 수 있는 암으로는 자궁암(자궁경부암, 자궁내막암), 전립선암, 항문암, 직장암, 위암, 간암, 폐암, 유방암이 있다. 이 암종들은 치료 시 아래턱이나 위턱 부분이 방사선에 전혀, 혹은 거의 노출되지 않으므로 치과 진료와 무관하다.

저위험군

치과 진료 시 방사선종양학과 의사와 상의가 필요한 암으로는 뇌암, 임파종, 전이암, 피부암이 있다. 이 암종들을 치료받는 경우 대개는 치과 진료에 지장이 없으나, 상황에 따라 드물게 아래턱이나 위턱의 일부분이 방사선치료에 포함될 수 있으므로 상의가 필요하다.

고위험군

치과 진료 시 반드시 방사선종양학과 의사와 상의가 필요한 암으로는 두경부암(구강암, 인두암, 후두암 등)이 있다. 이 암은 아래턱이나 위턱 부분이 방사선치료에 포함될 가능성이 높으므로 치과 진료 전 반드시 방사선종양학과 의사와 상의해야 한다.

아래턱이나 위턱이 방사선치료 범위에 포함되었다고 해도, 출혈을 동반하지 않는 스케일링 등 가벼운 치과 진료는 대개 시행하는 데 지장이 없다. 주로 문제가 되는 것은 발치 등 출혈을 동반하는 시술을 할 경우인데, 이는 방사선치료를 시행한 경우 방사선의 영향을 받은 조직의 치유가 잘 되지 않아 출혈이 잡히지 않고 발치 부위의 회복이 어려울 수 있기 때문이다.

방사선치료의 독성이 가장 강한 시기는 치료 중과 치료 직후이며, 치료가 끝난 뒤로는 그 영향이 차츰 감소한다. 그러나 방사선치료의 정도(선량)와 종료 후 경과 시간에 따라 그 영향이 다를 수 있으므로, 두경부암으로 방사선치료를 받았거나 턱 주변을 포함해 방사선치료를 받은 경우에는 반드시 방사선종양학과 의사와 상의 후에 치과 진료의 필요성을 감안하여 진료 여부를 결정해야 한다.

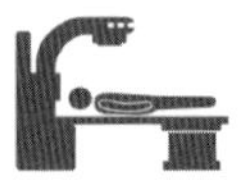

암의 병기(1기, 2기, 3기, 4기)는 어떤 의미인가요?

일반적으로 우리가 가장 많이 사용하는 병기체계에서는 암의 병기를 크게 4개의 병기(1기, 2기, 3기, 4기)로 나누고, 암의 크기, 침범 정도, 조직학적 특징, 임파절 전이의 개수, 증상 등 다양한 양상을 종합하여 세부 병기를 나누게 된다. 또한 암의 종류마다 이러한 병기 설정의 기준은 모두 다르다.

따라서 이 장에서 모든 암의 병기와 그 의미를 상세히 설명하기는 어렵다. 다만 큰 분류의 기준인 4개의 병기에 대해 간략하게 설명하자면 다음과 같이 요약할 수 있겠다.

1기

원발암의 크기도 작고 주변으로의 침윤도 없거나 적으며, 임파절 전이도 없거나 아주 미미한 수준이다. 완치의 가능성이 높은 병기이다. 초기암이라고도 일컫는다.

2기

원발암의 크기가 작거나 중간 정도이고, 주변으로의 침윤은 심하지 않으며, 임파절 전이는 없거나 적은 수로 있다. 완치의 가능성이 상당 부분 존재하는 병기이다.

3기

원발암의 크기가 중간 정도이거나 크고, 주변으로의 침윤이 있는 경우도 있다. 임파절 전이가 있는 경우도 있고 수가 많을 수도 있다. 완치의 가능성이 존재하나 재발의 위험이 상당하다.

4기

원격 전이(원발 장기 이외의 장기로 혈액을 타고 전이된 암)가 있거나 그에 준하는 수준의 질병 상태이다. 일반적으로 완치의 가능성은 희박하다.

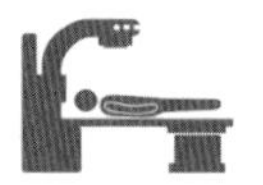

방사선치료로 암이 낫나요?

– 완치의 사례

결론부터 말하면, 당연히 답은 "그렇다"이다. 방사선치료를 통해 수술적 절제와 유사한 수준의 완치율을 보이는 암은 최소 7가지가 넘는다(마취를 하지 않고, 칼을 대거나 피를 보지 않고도 수술과 같은 수준의 완치율을 보인다는 이야기이다).

아래에 최근 필자가 직접 경험한 완치의 사례 5가지를 소개한다(필자가 직접 환자를 면담하고, 치료계획을 설계하고 시행한 환자들이다). 주의할 점은, 이 완치의 사례들은 예외적인 경우가 아니라 방사선 종양학과 외래에서 흔히 볼 수 있는 사례라는 것이다. 방사선치료가 무통, 무색, 무취이며, 10분 정도 누워 있다 보면 치료가 끝나다 보니 치료 효과 자체에 대해 의구심을 갖는 분들이 있다. 아래의 완치 사례 사진들은 그런 분들에게 방사선치료의 효과를 이해하는 데 도움이 될 것이다.

전폐절제술(한쪽 폐 전체를 들어내는 수술)을 시행해야 하는 중기 폐암에서 정위방사선치료로 수술 없이 완치된 경우

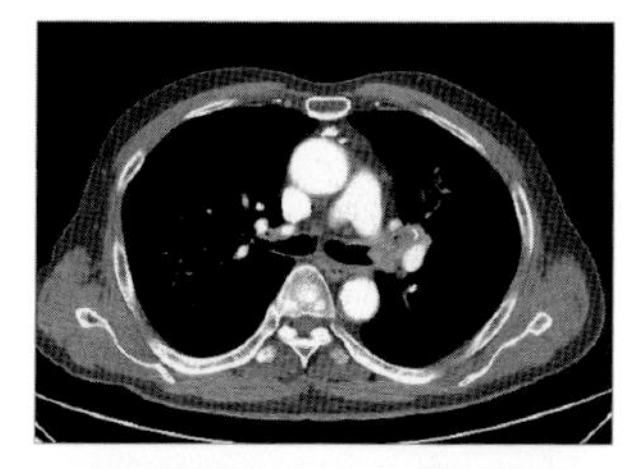

좌측 주기관지를 침범한 폐암.
수술하게 되면 좌측 폐를 전부 들어내야 하는 상황.

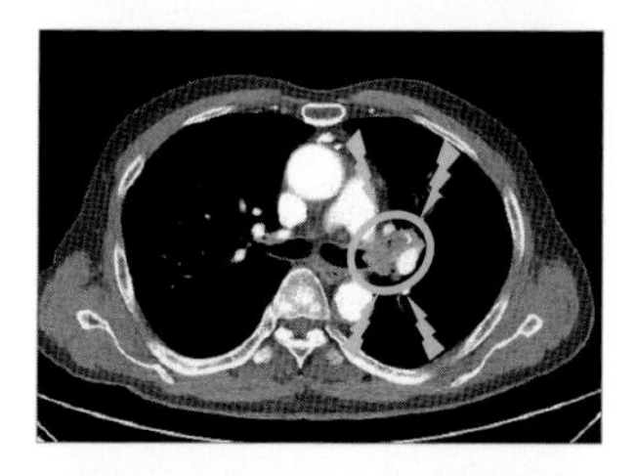

10회의 정위방사선치료(stereotactic body radiotherapy) 시행.

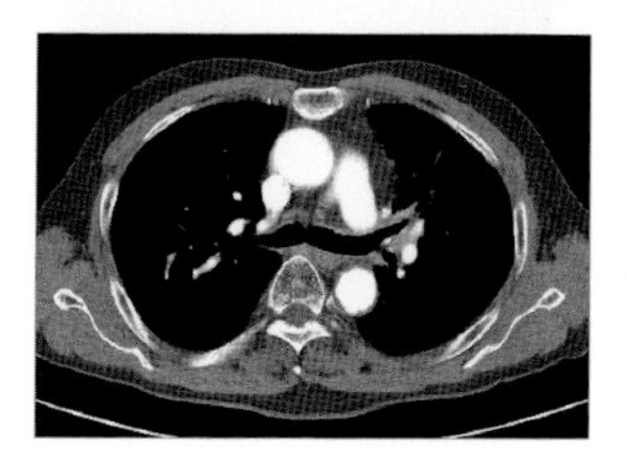

기관지 내의 암이 모두 사라졌음.
무병 상태로 관찰 중.

초기 성대암을 방사선치료만으로 수술 없이, 목소리 손상 없이 완치하게 된 경우. 성대암 치료에서 수술과 방사선치료는 같은 수준의 완치율을 보인다.

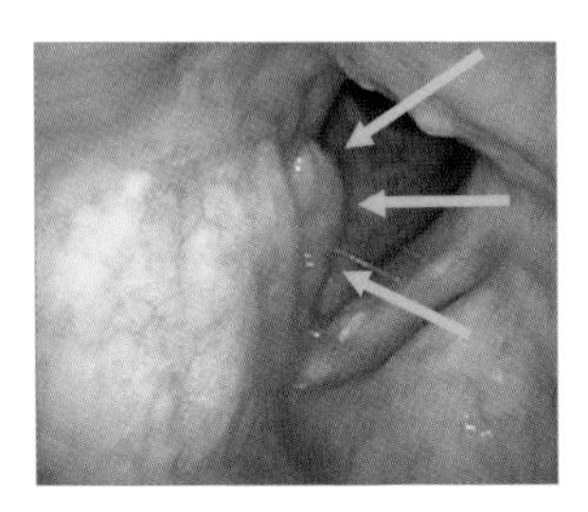

성대의 한쪽에 발병한 성대암.

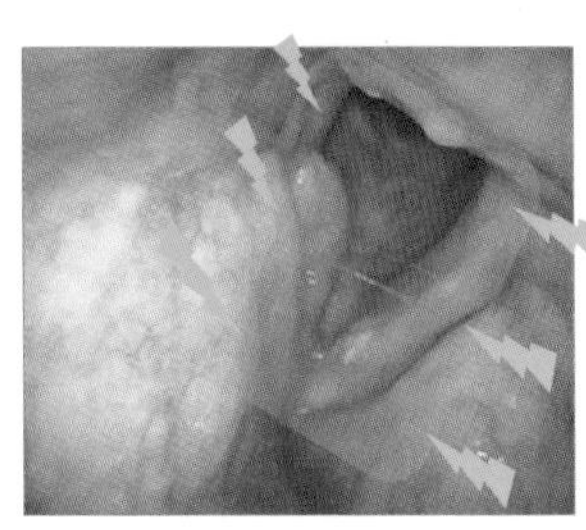

방사선치료 시행.

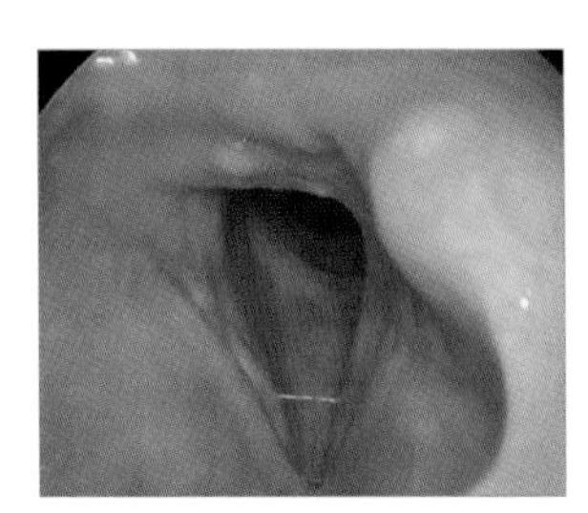

치료 5개월 후 목소리 손상 없이 완치.

주혈관(간문맥)을 침범해 수술과 다른 치료가 불가능한 간암을 방사선치료를 이용하여 관해 상태로 1년 이상 유지 중인 사례

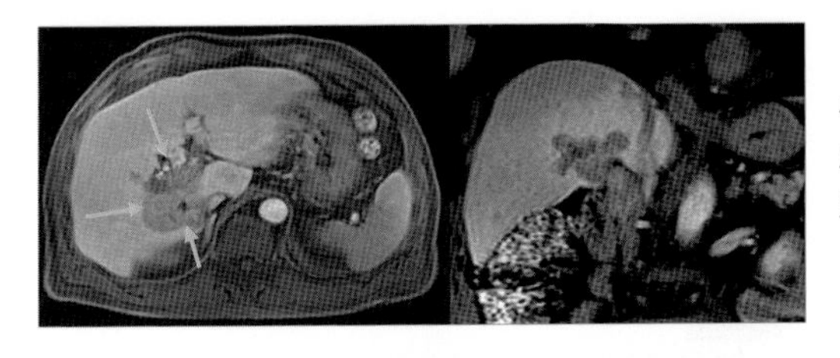

주혈관을 침범한 간암으로 수술 및 다른 치료가 불가능한 상태.

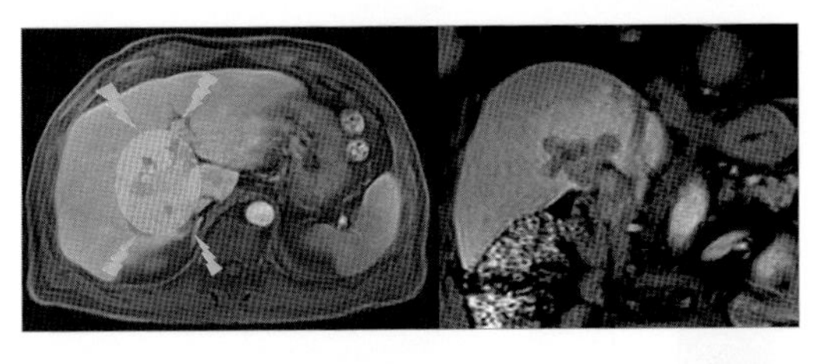

4회의 정위방사선치료 시행.

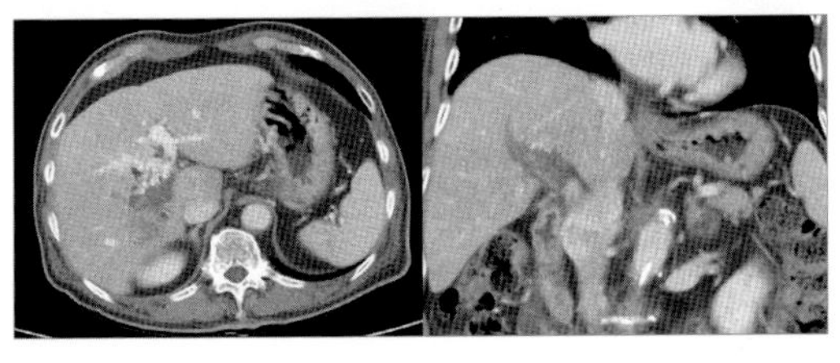

치료 후 15개월까지 암은 축소, 무활동 상태를 유지.

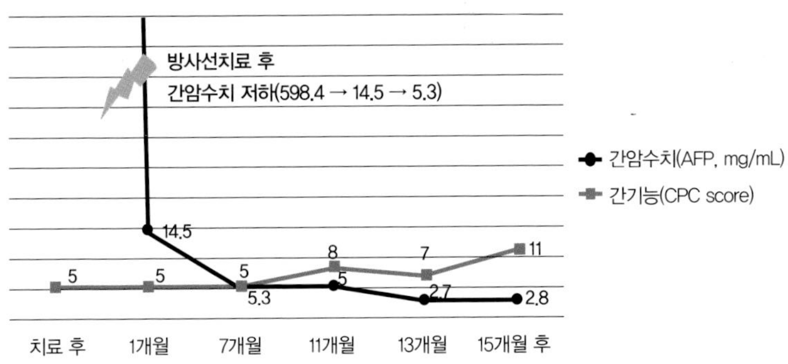

직장암에 방사선치료를 한 뒤 암이 육안상 모두 사라져 수술을 하지 않게 된 사례

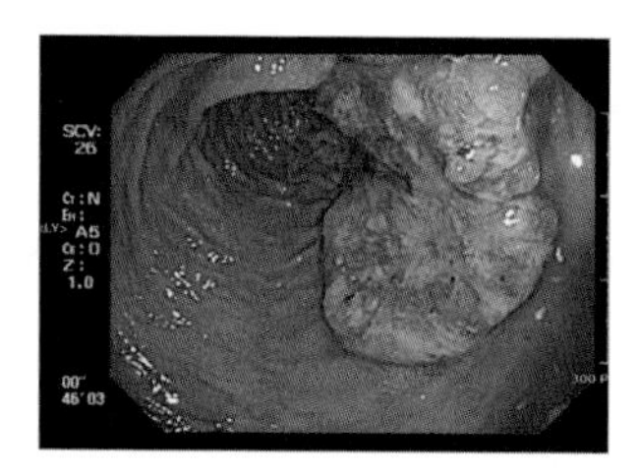

직장에서 발견된 중기의 직장암.

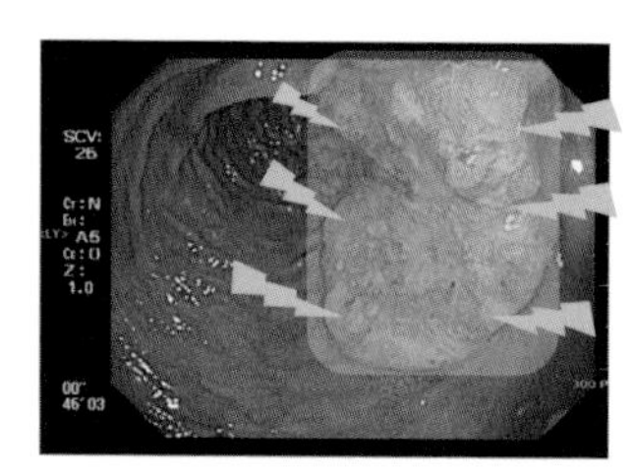

5주간의 방사선치료 시행, 수술을 예정하였으나 환자의 나이가 많고 다른 질환이 있어 시행하지 않음.

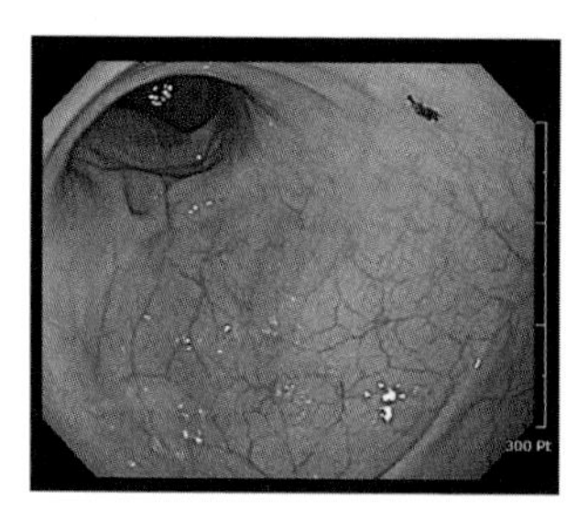

치료 6개월 후 육안상 모두 사라짐.
내시경 조직검사에서 암조직 발견되지 않음.

방사선-항암제 병합치료로 완치된 항문암 사례. 이때 항암제는 방사선치료가 암을 더 잘 사멸할 수 있도록 촉매하는 역할을 한다.

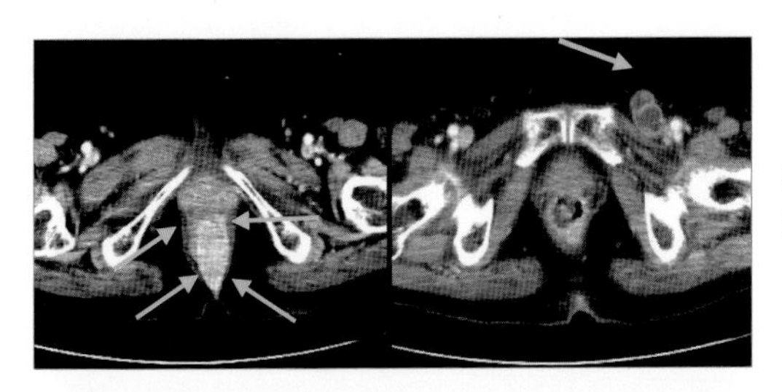

항문에 발병한 암(좌측)과 임파절 전이(우측).

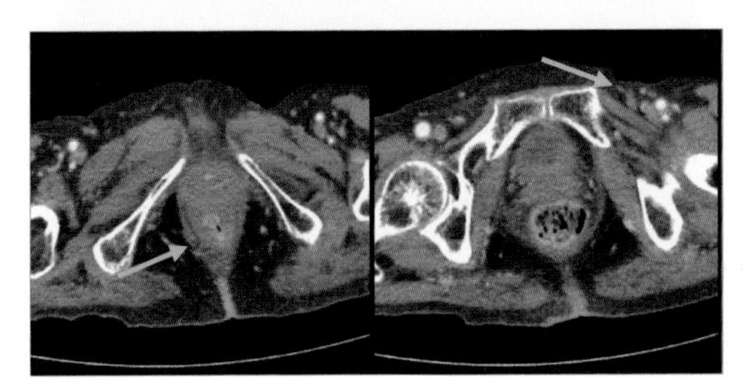

방사선 및 항암제 병합치료 후 1년째 완치 상태 유지 중.

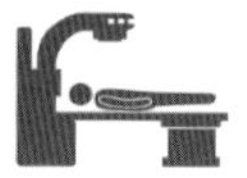

방사선치료를 항암제치료나 수술보다 흔히 하지 않는 이유는 무엇인가요?

2013년 기준으로 볼 때, 우리나라에 발생한 전체 암 중 방사선치료를 시행한 사례는 27% 정도이다. 반면 미국이나 유럽 등의 국가에서는 전체 암 환자의 50~60% 이상에서 방사선치료를 시행한다. 우리나라에서도 미국, 유럽의 국가들에서 국제적으로 통용되는 교과서나 치료 지침을 사용하는 것을 감안할 때, 우리나라는 아직까지 실제로 필요한 만큼의 방사선치료를 하지 않는 것이다.

왜 우리나라에서는 아직까지 방사선치료를 필요한 만큼 시행하지 않는 것일까?

*

부작용에 대한 과도한 우려

모든 암 치료에는 부작용이 있다. 암세포라는 '나쁜 놈(우리 몸 안에서 우리 피를 먹고 신경에 붙어 자라는)'이 몸의 일부이다 보니, 이것을 떼어내거나 죽이기 위해서는 우리 몸의 희생이 불가피하다.

수술이나 항암제치료의 부작용에 대해서는 대중매체나 서적, 혹은 직간접적 경험을 통해 환자분들이나 보호자들이 비교적 잘 알고 있다. 그리고 그 치료들이 어떤 과정을 거쳐 진행되고, 어떤 형태의 부작용을 경험하게 되는지에 대해서도 대략적으로 알고 있다.

반면, 방사선치료의 부작용에 대해서는 환자, 보호자들뿐 아니라 대부분의 의사들도 아직 잘 모른다. 방사선종양학이 우리나라에 제대로 도입되기 시작한 것이 80년대 이후부터이며, 아직까지 기본 의학 교육 과정(국내 의학 교과서 등)에 그 내용이 제대로 포함되어 있지 않다. 게다가 의사든 환자든 보호자든 방사선에 대한 막연한 공포심을 가지고 있기 때문에 발생하지 않을 부작용에 대해 과하게 걱정한다거나, 실제 방사선으로 인한 증상이 아님에도 방사선 때문이라고 착각하는 상황이 종종 발생한다. 또한 항암제치료의 부작용(탈모, 구역질, 전신적 피부 변화 등)을 방사선치료의 부작용으로 오인하는 경우도 적지 않다.

이런 상황은 사실 우리나라뿐 아니라 미국이나 유럽, 일본에서도 마찬가지다. 방사선에 대한 본능적인 공포는 세계 어느 나라 사람들이나 가지고 있고, 방사선종양학이 학문 분야 중에서 후발주자인 것은(약간의 시기적 차이만 있을 뿐) 비슷하기 때문이다.

그렇기 때문에 방사선종양학은 치료로 인한 부작용을 정확하게 파악하고 이를 예방하는 쪽으로 철저히 연구되어왔다. 방사선종양학 전문의들은 수련을 시작할 때부터 치료 부작용에 대하여 철저하게 교육받고, 신체 장기별로 견딜 수 있는 방사선의 양을 숙지하며 그것을 감안하여 치료계획을 설계하는 법을 배운다.

이 책에서 여러 번 언급하였지만, 방사선치료는 치료를 받는 부위에만 부작용이 발생한다. 직장암을 치료하는데 머리가 빠지지 않고, 폐암을 치료하는데 설사하거나 하지 않는다. 탈모는 뇌암이나 뇌 전이암을 치료할 때만 발생한다. 탈모, 구역질, 전신적 피부 변화 등 일반적으로 항암제치료의 부작용으로 알려져 있는 증상들은 거의 나타나지 않는다.

아무쪼록 이 책이 방사선치료의 부작용에 대한 지나친 걱정을 덜고 암 환자분들이 더 나은 치료를 받을 수 있는 데 조금이나마 도움이 되기를 바란다.

*

치료법간의 경쟁

암 치료에는 수술, 항암제, 방사선치료의 세 가지가 있으며, 이 중 역사가 가장 깊은 것은 수술이다. 고대 이집트 문헌에도 유방암을 수술했다는 기록이 있으니 역사가 2,000년도 넘은 셈이다. 반면, 항암제나 방사선치료는 길게 봐야 그 역사가 200년이 채 되지 않았다.

모든 학문 분야가 그렇겠지만 역사가 깊은 분야일수록 권위를 가지고 있는 경우가 많다. 그런데 위의 세 가지 치료법 중, 항암제 치료의 경우는 다른 두 가지(수술, 방사선치료)와 성격이 다르다. 다른 두 가지 치료, 즉 수술과 방사선치료는 국소치료이다. 즉 이들은 암이나 암이 퍼질 수 있는 부위에 대해서만 시행하는 치료이다. 반면, 항암제치료는 혈관을 통해 몸 전체로 약을 퍼뜨려 몸 전체의 암세포에 영향을 주는 전신적 치료이다. 따라서 항암제치료가 수술이나 방사선치료와 경쟁할 가능성은 적다.

그런데 수술과 방사선치료는 둘 다 '국소치료'이기 때문에 역할이 겹치는 경우가 많다. 예를 들면, 성대암의 치료는 현재 방사선 치료와 수술이 모두 가능한 것으로 알려져 있으며, 완치율 또한 유사한 수준이다. 전립선암의 치료도 마찬가지다. 중기 자궁경부암의 치료에서도 방사선치료가 표준이긴 하지만 수술로도 치료가 가능하다. 조기 폐암이나 간암의 경우 정위적방사선치료로 완치가 가능하지만 수술이 오랫동안 표준치료로 알려져 왔다.

방사선치료와 수술이 비슷한 완치율을 갖는다면 어떤 치료법을 선택해야 하는가? 이것은 단순한 문제가 아니다. "완치율이 같다면 당연히 방사선치료를 해야 하는 것 아닐까요?"라고 말할 수도 있겠지만, 두 치료간의 부작용도 비교해야 하고, 치료비 또한 문제가 될 수 있다. 일반적으로 방사선치료는 수술에 비해 부작용이 덜하다는 장점이 있다. 하지만 방사선치료를 위해서는 5~8주간 병원을 매일 내원해야 하는 불편이 있다. 또한 수술의 경우, 치료 경험이 굉장히 오랫동안 연구 결과로 쌓여온 반면 방사선치료는 축적된 연구 결과가 수술에 비하여 적다.

이처럼 치료 방법의 결정은 쉬운 문제가 아니므로 의료진과 환자, 보호자는 여러 가지를 고려해야 하고 이 과정에서 담당 의사의 지식 혹은 개인적 선호도가 작용하기도 한다. 그리고 아직까지 우리나라의 의료를 주도하고 있는 세대의 선생님들은 방사선보다는 수술에 대한 지식과 경험을 압도적으로 많이 가지고 있다.

치료법 간의 경쟁이 무조건 나쁜 것은 아니다. 이것은 각 분야에서의 의료기술을 발전시키는 원동력이 되며, 최고의 기술을 환자들에게 이상적으로 적용할 수 있게 되는 과정이기 때문이다.

우리나라의 암 치료 성적은 세계 최고 수준이다. 아무쪼록 모든 환자와 보호자들이 의료진과 충분한 상담을 거쳐, 상호 신뢰하는 중에서 만족할 만한 진료를 받을 수 있었으면 좋겠다.

*

가격

방사선치료기의 제작은 첨단기술과 그를 뒷받침할 만한 생산력이 필요하다. 우리나라에서는 아직까지 자국 브랜드의 방사선치료기가 제작되지 않으며, 치료기를 생산하는 주요국으로는 미국, 독일, 일본 정도가 있다.

방사선치료기는 최소 50억 원부터, 양성자나 중입자 등 최첨단 치료기는 1천억~2천억 원을 호가하기도 한다. 기계 자체의 가격도 워낙 비싼 데다 한 대를 운영하는 데 전문의 2명, 방사선사 6~7명이 최소한으로 필요하다. 그러다 보니 치료의 적정가가 높아질 수밖에 없다.

미국 등에서는 암 방사선 치료비가 1억 원을 넘는 경우도 드물지 않아 가격 때문에 치료를 시행하지 못하는 경우도 종종 발생한다. 이렇게 해외에서는 방사선치료의 가격이 워낙 비싸다 보니 비용이 치료 방법의 결정에 영향을 끼치게 된다. 이것 또한 방사선치료가 충분히 보급되기 어려운 이유 중에 하나라고 생각한다.

다행히 우리나라에서는 암 환자의 진료비를 건강보험에서 대부분 보장해주기 때문에, 우리나라 사람들은 큰 걱정 없이 방사선치료를 받을 수 있다.

*

요약 및 결론

우리나라는 아직까지 선진국 수준으로 방사선치료를 받고 있지 않다. 주된 요인으로는 방사선에 대한 과도한 공포, 그리고 짧은 역사 등을 들 수 있다. 우리나라의 암 치료 성적은 최고 수준이고, 방사선치료의 질적 수준 및 시행량은 점차 선진국 수준에 근접하고 있다. 따라서 암 환자분들과 보호자들은 의료진을 믿고 상호 협력하며 암 치료를 받는 것이 중요하겠다.

PART 2

항암 치료기술의 최첨단, 방사선치료

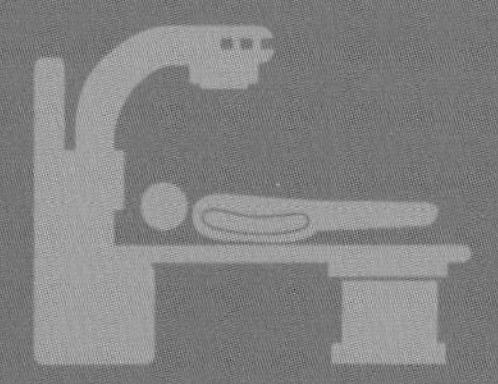

radiation therapy

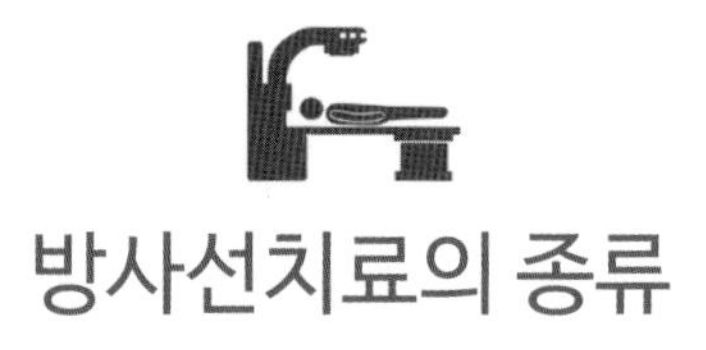

방사선치료의 종류

*

3차원입체조형치료

방사선치료의 기술은 지난 세기 동안 꾸준히 발전해왔는데, 발전의 목표는 보다 정확하게 높은 방사선량을 암조직에 조사하면서 부작용을 줄이는 것이다. 대략 80년대까지 사용된 기법을 2차원 방사선치료라고 하는데, 이것은 단순 X선을 투과시켜 보이는 인체의 뼈 모양을 기준으로 방사선을 시행하는 것이다. 이 방법으로는 암 덩이 자체나 주요 장기의 형태를 정확히 파악할 수 없기 때문에, 넓은 부위에 방사선을 조사해야 했고 따라서 부작용도 심하고 치료 효과도 떨어졌다.

CT를 이용해 인체 내부를 볼 수 있는 영상기법이 대중화되면서, 이것을 방사선치료에도 응용하기 시작하였는데 이를 3차원입체조형치료(3-dimensional conformal radiotherapy, 3DCRT)라고 한다. 이 치료에서는 CT 영상에서 보이는 암과 임파절의 형태를 보고 방사선치료를 설계하기 때문에, 뼈 모양을 보고 추정해서 설계하던 과거에 비해 훨씬 더 정확하고 부작용이 적은 치료를 시행할 수 있게 되었다.

우리나라에서는 대략 90년대 중반 정도부터 3차원입체조형치료가 대중화되었고, 현재 거의 모든 기관에서 이 기법을 기본으로 사용하고 있다(흔히 병원에서 '일반치료'라고 하기도 한다. 세기조절방사선치료나 정위방사선치료 등 더욱 최신의 특수기법과 대비되어 사용하는 용어다).

*

세기조절방사선치료

'세기조절방사선치료'라고 하는 단어는 'intensity-modulated radiotherapy'를 번역한 단어인데, 번역한 단어라서 의미를 이해하기가 다소 어렵다. 세기조절방사선치료의 구체적인 물리학적 원리는 상당히 복잡해서 방사선을 전공한 의사나 과학자들도 이해하기 쉽지 않다. 하지만 사실 대부분의 환자나 보호자들에게 있어 원리를 이해하는 것은 중요하지 않다. 중요한 것은 이 기술이 3차원입체조형치료(아직까지 가장 많이 사용되고 있는 기법)보다 더 진보된 기술이며, 종양의 모양에 맞추어 더욱 정밀하게 설계된 방사선을 조사하고 정상 장기를 보호하여 부작용을 최소화할 수 있다는 것이다.

이 치료는 불과 수년 전까지만 해도 치료비가 상당히 고가여서 드물게 시행되어 오다가, 2011년부터 건강보험 대상이 되면서 시행비율이 꾸준히 늘고 있다(2016년 기준으로 우리나라에서 가장 많이 사용되는 방사선치료 기법은 3차원입체조형치료(약 60%)이고, 그 다음이 세기조절방사선치료(약 23%)이다).[12)]

그러나 모든 암에서 세기조절방사선치료가 기존의 3차원입체조형치료보다 더 유리한 것은 아니며, 치료비 또한 더 비싸기 때문에 치료율을 높이거나 부작용을 낮출 수 있는 경우에 한하여 선별적으로 시행되고 있다.

*

정위적 방사선치료 혹은 방사선 수술

최근에 각광받고 있는 방사선 치료 기법이다. 일반적인 방사선 치료는 20~35회의 치료를 5주에서 8주간에 걸쳐 시행하는데, 이것은 방사선치료를 오랜 기간에 걸쳐 나누어 할수록 부작용이 적어지기 때문이다(치료 기간이 길어질수록 치료 효과와 부작용은 둘 다 약해지지만, 상대적으로 부작용의 감소폭이 더 커서 치료에는 더 유리한 면이 있다). 그러나 두 달에 가까운 기간 동안 매일 병원을 찾아야 한다는 것은 환자나 보호자 입장에서는 상당히 불편한 일이다.

정위적 방사선치료 혹은 방사선 수술은 기간으로는 1~2주, 횟수로는 5회 미만으로 짧게 치료하되 치료의 정밀도를 더욱 높여 치료 효과를 높임과 동시에 부작용의 위험도 줄이는 방법이다. 치료의 범위가 큰 경우에는 부작용의 위험도 크기 때문에 이 치료는 목표가 되는 암의 크기가 작거나 병소가 국한되어 있는 경우에 시행하게 된다.

치료 효과는 대단히 강력해서, 몇몇 조기 암의 경우 이 기법은 수술하는 것과 유사한 수준의 완치율을 보여준다. 이 기법이 대표적으로 많이 사용되고 있는 질환이 조기 폐암인데, 임파절 전이가 없는 폐암의 경우 정위적 방사선치료 혹은 방사선 수술로 칼을 대고 도려내는 것과 유사한 수준의 완치율을 보인다.

이 치료법은 높은 완치율과 더불어 환자가 오랜 기간 동안 병원을 방문해야 하는 수고를 덜어주므로 점차 이용이 확대되고 있는 추세이다.

*

양성자치료와 중입자치료

일반적인 방사선치료기에서는 치료에 사용할 X선을 발생시키기 위해 전자를 가속시키는 선형가속기를 이용한다. 양성자나 중입자는 전자보다 질량이 1천 배 이상 무거운데, 이것을 가속시켜 방사선을 만들어 치료에 이용하는 것이 양성자치료나 중입자치료이다. 무거운 질량 탓에 양성자나 중입자를 이용하여 방사선을 만들기 위해서는 거대한 규모의 가속기가 필요하고, 기계 구축에 막대한 비용이 필요하다(1천억 원 이상). 현재 세계적으로 양성자치료기는 약 75대, 중입자치료기는 11대 정도가 있으며 새로운 기계들이 건설 중에 있다. 국내에서는 국립암센터와 삼성의료원에서 양성자치료가 가능하며, 세브란스병원에서 중입자치료기 도입을 계획 중이다.

기존의 방사선치료와 다른 이들 치료의 특징은 '브래그피크(bragg's peak)'라는 물리적 성질인데, 이것은 방사선 빔이 체내를 통과하면서 일정 지점에서 방사선 효과가 극대화되고 그 이후에는 효과가 거의 없는 현상이다. 이 효과를 잘 활용하면 암에 조사되는 방사선량을 높여 치료율을 높이면서도 부작용을 더욱 감소시킬 수 있는 이론적 장점이 있다.

양성자나 중입자치료를 이용하여 우수한 치료 결과를 얻은 사례들이 최근 많이 보고되고 있다. 그러나 모든 경우에 양성자나 중입자치료가 기존의 방사선치료보다 유리한 것은 아니며, 세기조절방사선치료나 정위적 방사선치료 혹은 방사선 수술 등의 기법을 통해서도 충분히 효과적인 치료가 가능한 경우가 많다. 따라서 담당 의사가 꼭 필요하다고 권장하는 경우가 아니라면 양성자나 중입자치료를 받기 위해 무리하여 병원을 옮기거나 해외를 방문하는 것은 조심스럽게 생각해야 한다.

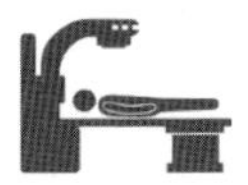

우리나라에서도 해외에서처럼 첨단치료를 받을 수 있나요?

결론적으로 말하면 받을 수 있다. 국내에서 사용하는 방사선치료기는 대부분 최신식이며, 방사선종양학과 의료진의 실력은 미국이나 유럽의 선진국과 비교해도 부족하지 않다. 참고로, 국내에서 사용하는 방사선치료기는 대부분이 미국이나 유럽에서 만든 기기를 그대로 수입한 것이다. 따라서 다른 나라로 방사선치료를 하기 위해 원정 가는 것은 추천하지 않는다(의료진의 수준을 따지자면, 엄청난 입시전쟁과 의대생활, 병원에서의 험한 수련생활을 견뎌낸 한국의 의사들이 더 나을 것이다).

현재 일선 병원들에서 쓰이고 있는 방사선치료기는 첨단의학의 총아라고 할 수 있을 만큼 기술집약적이다. 방사선치료기 완제품을 만들 수 있는 기술 수준이면 항공모함을 만들 수 있다고 할 정도니까 말이다. 가격으로 보자면, 일반적인 방사선치료기만도 대략 50억~100억 원 사이이며, 소위 '첨단' 혹은 '꿈의 방사선치료기'라고 언론에서 일컫는 양성자치료기나 중입자치료기는 1천억~2천억 원을 호가한다.

방사선치료기의 방사선 발생 및 치료 원리는 간단히 말하면, 전자(electron)를 가속시켜 이 전자가 금속 목표(target)에 충돌할 때 발생하는 방사선을 이용하는 것이다. 이 전자를 가속시키기 위해서는 활주로와 같은 역할을 하는 가속로가 필요한데, 가속시키고자 하는 입자가 무거울수록 이 가속로의 길이는 길어진다. 양성자나 중입자는 전자보다 천 배 이상 무겁기 때문에 이들을 이용한 방사선치료기를 만들기 위해서는 커다란 건물 하나가 통째로 들어갈 만한 부지가 필요하다.

양성자나 중입자 방사선은 체내를 끝까지 투과하는 전자 방사선과 달리 어느 시점이 지나면 그 에너지가 소멸해버린다. 이러한 양성자나 중입자의 물리적 특징은 특정 상황에서 암 주변의 정상 장기에 들어가는 방사선량을 크게 줄일 수 있어, 치료의 부작용을 줄일 수 있을 것으로 기대된다.

전 세계적으로 현재 75대 정도의 양성자치료기가 운영되고 있으며[13], 이 중 상당수는 미국에 있다. 국내에는 국립암센터와 삼성의료원이 각각 1대씩 운영하고 있다. 중입자치료기는 전 세계에 11대가 운영되고 있으며, 현재 국내에는 없고 세브란스병원에서 도입을 계획 중이다.

양성자나 중입자치료의 시행은 점차 증가하는 추세이며, 최근 좋은 치료 성적을 내고 있다. 그러나 모든 암에서 양성자나 중입자 치료가 전자를 이용한 일반적 방사선치료보다 뛰어난 결과를 보이는 것은 아니다. 국내 대부분 병원의 방사선종양학과들은 전자를 이용한 최신의 방사선치료기(LINAC)를 이용하고 있는데, 이들 기기를 이용해서도 방사선 수술, 세기조절방사선치료 같은 첨단의 방사선치료가 가능하며, 이들로도 양성자나 중입자치료와 유사한 수준의 성과를 낼 수 있는 경우가 많다.

따라서 반드시 양성자치료나 중입자치료(국내에선 불가능)가 필요하다고 의료진이 권하는 경우가 아니라면, 무리하여 병원을 옮기거나 해외를 방문하여 시간과 경제적 손실을 감수하는 것은 조심스럽게 고려해야 한다.

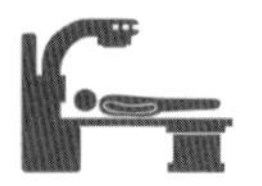

방사선치료로 나을 수 있는 7가지의 암

*

방사선치료의 역사

방사선치료는 시행된 지 100년이 조금 넘은 비교적 역사가 짧은 치료다. 암 치료에 활용된 지는 더욱 얼마 안 되었고(방사선은 처음에는 암 치료가 아닌 피부병 등의 치료에 활용되었다), 우리나라에서 방사선을 암 치료에 널리 이용한 지는 대략 40년 정도 된다.

방사선치료를 지금의 수준과 비슷하게 운용할 수 있게 된 것은 대략 1990년대부터이다. 이때쯤 국내의 여러 병원에 3차원입체조형치료(3D conformal radiotherapy)라는 것이 보급되었는데, 이것은 계획용 CT를 찍어 목표 암 덩이를 3차원적으로 파악하여, 그 부분에 집중적으로 방사선을 조사하는 기술이다. 그 전까지의 방사선치료는, 골격만 주로 보이는 엑스레이 사진에 수기로 좌표와 영역을 그려 대략적으로 치료하는 수준이었다(현재의 치료보다 치료 효율은 낮고 부작용은 더욱 심하였다. 이때의 치료를 2차원치료(2D radiation therapy)라고 한다).

2000년대에 들어서서는 세기조절방사선치료(intensity-modulated radiation therapy, IMRT)라는 것이 보급되었고, 치료의 정밀도는 더욱 높아졌다. 이 치료에서는 방사선이 조사되는 도중, 방사선이 나오는 조사구의 모양이 역동적으로 변하며, 방사선을 발사하는 조사기가 치료 중 움직이기도 한다. 이러한 방법을 통해 기존의 방법으로는 불가능했던 수준으로 더욱 정밀한 방사선 조사가 가능해졌는데, 실제로 방사선의 분포를 암 덩이의 모양과 유사하게 만들 수 있는 기술 수준에 이르렀다. 또한 암 이외 정상조직의 방사선 노출을 더욱 줄여 부작용을 크게 감소시켰다.

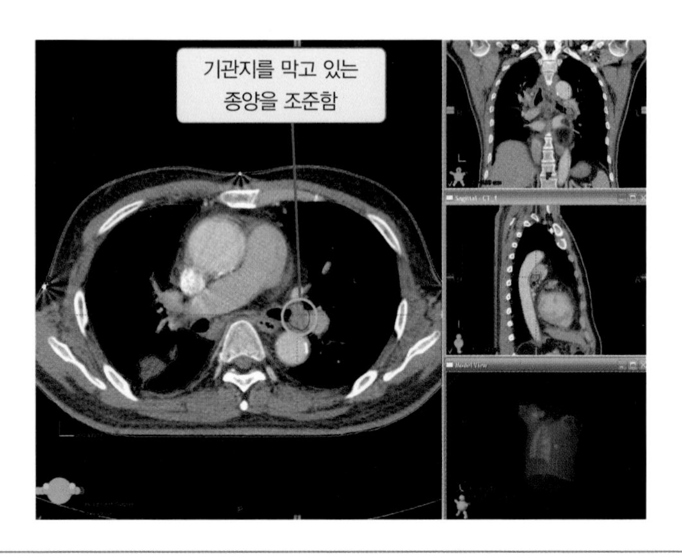

[그림 4] 종양의 위치를 파악하고 고선량의 방사선을 조사할 범위를 정함

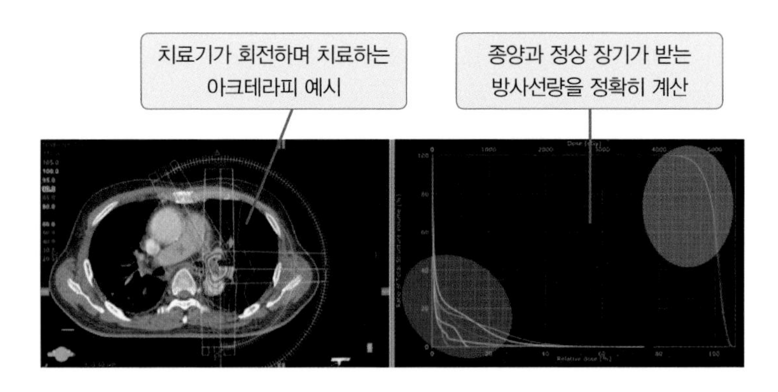

[그림 5] 왼쪽 : 세기조절방사선치료(IMRT)의 일종인 아크테라피(arc therapy : 치료기가 회전하며 조사하여 암에 방사선을 집중할 수 있는 기술). 암과 정상조직에 조사되는 방사선량을 컴퓨터가 정확히 계산한다.
오른쪽 : 암 부위(황색 원)에는 50Gy의 높은 방사선량(흉부 엑스레이 검사의 50만 배)이 조사되는 반면 정상 장기(녹색 원)에는 훨씬 낮은 방사선량이 조사되고 있다. 이런 계산을 바탕으로 치료의 안전성을 확보한다.

뿐만 아니라 최근에는 정위방사선치료(stereotactic body radiation therapy, SBRT)라는 신기술이 세계적으로 큰 인기를 끌고 있다. 이 치료는 6~8주간 시행하는 기존의 방사선치료와 달리 2주 이내로 짧게 시행하는 치료이다. 따라서 긴 기간 동안 매일 병원에 내원해야 하는 환자들의 불편을 크게 감소시켰다.

방사선치료를 짧은 기간에 시행하게 되면, 방사선의 위력이 강해져 암을 사멸시킬 가능성도 높지만 부작용의 가능성도 같이 높아진다. 따라서 이 치료에서는 암 덩이를 정확히 조준할 수 있는 기술이 필수적이다. 실제로 정위방사선치료를 시행할 때는 매일 치료기 CT를 이용하여 병변의 위치를 관찰하며, 호흡으로 인한 장기의 미세한 움직임까지도 보정해가며 치료한다. 정위방사선치료는 대단히 높은 양의 방사선을 암 덩이에 집중시켜 암세포를 박멸하는데, 그 효율은 도려내는 것만큼이나 좋아서 조기 폐암, 간암 등을 포함한 여러 암에서 수술과 유사한 수준의 완치율을 보인다.

*

방사선치료로 나을 수 있는 7가지의 암

방사선치료로 나을 수 있는 7가지의 암은 두경부암(인두암, 비인강암 등), 성대암, 폐암, 간암, 자궁암, 전립선암, 항문암이다. 방사선치료는 특정 병기(stage)에서 수술과 같거나 유사한 완치 효과를 보였으며, 대체로 부작용은 수술보다 적었다.

위의 7가지 암은 '완치'가 가능하고 특히 초·중기의 암에서 수술만큼의 치료 효과를 보이는 암종만을 선별한 것이다. 그밖에도 방사선치료를 통해서 생존 기간의 연장이나 증상의 완화를 기대할 수 있는 암의 종류는 더욱 많다.

필자는 최근 여러 환자 및 보호자들, 그리고 동료 의사들과 이야기를 나누면서 방사선치료의 유익을 적극적으로 알리는 것이 환자들에게 도움이 될 수 있음을 확신하였다. 왜냐하면 방사선치료에 대한 대중적 인식이 지금과는 비교도 안 될 정도로 낙후된 과거의 치료에 기반하고 있으며, 심지어 상당수의 동료 의사들조차도 크게 다르지 않은 인식을 갖고 있기 때문이다.

통계적으로 살펴보면, 미국이나 유럽 등 서구 국가들에서는 전체 암 환자의 약 60% 정도가 방사선치료를 받고 있지만, 국내의 경우에는 아직 30%가 되지 않는다.[14)15)] 이는 서구 국가들에 비하여 아직 우리나라에서는 방사선치료에 대한 부정적 인식 때문에 적절한 치료를 받지 못하는 환자들이 많다는 것을 의미한다.

또한 추가로 얘기하고 싶은 것은 부디 방사선치료의 부작용을 항암제의 부작용과 혼동하지 않았으면 좋겠다는 점이다. 외래에서 만나는 환자분들의 열 중 아홉은 방사선치료의 부작용을 항암제치료의 부작용과 같게 생각하신다. 그러나 이는 전혀 사실이 아니다! 방사선치료로 인해 탈모, 전신적 피부염, 심한 구역질, 체력저하 등은 좀처럼 발생하지 않는다. 방사선치료는 방사선치료를 받는 부위에만 국소적으로 부작용이 발생한다.

예를 들면, 자궁암으로 방사선치료를 하는 경우 부작용은 골반부에 국한된다. 간혹 설사나 방광염과 같은 증상이 생길 수 있으나 머리가 빠진다거나, 심한 구역질을 한다거나, 입이 온통 헌다거나 하는 증상은 발생하지 않는다. 폐암을 치료하는 경우에 설사나 방광염 같은 증상은 발생하지 않으며, 이 경우에도 머리가 빠진다거나 심한 구역질을 한다든가 하는 증상은 거의 생기지 않는다.

아무쪼록 이 책으로 인해 조금이라도 방사선치료에 대한 인식이 개선되고, 모든 환자들이 각자의 상황에 맞는 가장 효과적인 치료를 받는 데 도움이 되기를 바란다.

다음에 나오는 내용은 '방사선치료로 나을 수 있는 7가지 암'의 학술적 근거자료이다. 이 내용은 많은 전문용어를 많이 포함하고 있으므로 특별한 관심이 있는 독자가 아니라면 읽지 않아도 괜찮다.

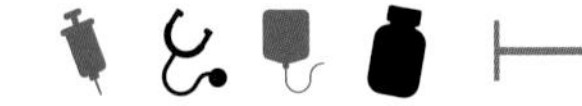

'방사선치료로 나을 수 있는 7가지 암'의 근거자료

'방사선치료로 나을 수 있음'의 정의

- 무작위 연구에서 방사선치료 후의 생존율 혹은 재발률이 수술을 포함한 여타 완치 목적의 1차적 치료와 동일하거나 유사한 수준으로 보고된 경우.
- 무작위 연구는 아니지만 많은 수의 연구 및 진료 경험을 통해 방사선치료 후의 생존율 혹은 재발률이 수술을 포함한 여타 완치 목적의 1차적 치료와 동일하거나 유사한 수준으로 알려져 국제적으로 인정받는 암 치료 가이드라인(주로 NCCN guidelines)에서 수술 혹은 여타 완치 목적의 치료와 같은 수준의 근거등급으로 제안되고 있는 경우.

특이사항

- 성대암은 두경부암으로 분류되기도 하지만, 성대암을 두경부암과 독립된 암으로 인식하는 통념, 특징적인 증상(목소리 변화), 비교적 높은 성대암의 유병률 등을 고려하여 독립적인 범주로 분류하였다.
- 1차적 치료는 진단 후 처음 시행되는 치료를 의미하며, 원격 혹은 혈행성 전이가 되지 않은 암의 경우 대개 완치를 목적으로 진행되는 치료이다.

두경부암(비인강암, 인두암 등)

- NCCN guideline 2017 ver 4., head and neck cancers, ORPH-2, 3, 4, NASO-2 : 인두암과 비인강암은 대부분의 병기에서 방사선치료나 방사선·항암제 병행치료가 수술과 함께 1차적 치료 중의 하나로 추천되었다.

성대암

- NCCN guideline 2017 ver 4., head and neck cancers, GLOT2, 3 : 성대암 1기에서 3기까지 방사선치료가 수술과 함께 1차적 치료 중의 하나로 추천되었다.
- NCCN guideline 2017 ver 4., head and neck cancers, MS-29 : 조기 성대암의 치료에 있어서 방사선치료와 수술은 치료 효과가 유사하며, 치료의 선택은 예상되는 기능적 결과(목소리 등), 환자의 기호, 건강 상태 등을 고려해서 정해야 한다.

자궁경부암

- Landoni *et al.*, Lancet, 1997 : 무작위 연구. 347명의 초중기 자궁경부암 환자를 무작위로 배정하여 수술하거나 방사선치료를 시행하였다. 두 군간 생존율이나 완치율은 차이가 없었으며, 심각한 부작용은 수술군에서 28%, 방사선치료군에서 12%로 수술군에 더 많았다.[16)]
- NCCN guideline 2017 ver 4., cervical cancer, CERV-4, 7 : 방사선치료는

Ib2, IIa2 병기의 자궁경부암에서 수술과 함께 1차적 치료로 제시되어 있으며 골반임파절 전이가 있는 경우에는 방사선·항암제 병합치료가 단독의 1차적 치료로 제시되어 있다.

전립선암

- NCCN guideline 2017 ver 4., prostate cancer, MS-16 : 방사선치료와 전립선절제술은 국소전립선암에 있어 둘 다 효율적이며, 방사선치료는 수술로 인한 출혈이나 마취로 인한 위험이 없어 유리하다. 근래의 방사선치료는 수술과 유사한 수준의 완치율을 보인다.
- Hamdy *et al.*, New England Journal of Medicine, 2016 : 무작위 연구. 1,600여 명의 초기 전립선암 환자를 무작위 배정하였다(방사선치료, 수술, 적극적 관찰(Active surveillance, 1차 치료를 시행하지 않고 정기적 검진을 하면서 재발이 의심될 경우 방사선치료나 수술 시행)). 세 군 모두에서 전체 사망률과 암으로 인한 사망률은 차이가 없었다. 전이나 국소재발은 방사선치료와 수술군 간 차이가 없었다.[17)]

폐암

- Chang *et al.*, Lancet oncology, 2015 : 두 개의 무작위 연구를 합쳐서 분석하였으며, 58명의 환자를 무작위 배정하여 치료한 결과 3년 완치율은 수술군에서 80%, 방사선치료군에서 86%로 통계적으로 유의한 차이가 없

었다. 3년 생존율은 수술군에서 79%, 방사선치료군에서 95%였다(단, 대상이 된 연구들은 설계 시에 계획한 것만큼 환자 수를 충분히 모으지 못하였다는 단점이 있음).[18)]

- NCCN guideline 2017 ver 4., non-small cell lung cancer, NSCL-C : 정위방사선치료(stereotactic body radiation therapy, SBRT, 정밀 방사선치료의 일종)는 수술이 불가능하거나 수술을 원하지 않는 환자들에게 사용할 수 있으며 폐엽절제술(조기 폐암의 완치적 수술법)과 유사한 수준의 완치율과 생존율을 보여주었다.

간암

- Wahl *et al.*, Journal of Clinical oncology 2016 : 비무작위 비교연구. 초기 간암 환자 224명을 대상으로 방사선치료와 고주파 소작술(radiofrequency ablation, RFA, 고전적인 초기 간암의 완치적 시술)의 치료 효과를 비교하였다. 1년 국소 완치율은 RFA에서 83.6%, 방사선치료에서 97.4%였으며, 입원 치료가 고려되는 심각한 부작용은 RFA에서 11%, 방사선치료에서 5%였다. 총 생존율은 양군 간 유사하였다.[19)]
- NCCN guideline 2017 ver 4., hepatocellular carcinoma, HCC-E : 간암 치료에서 정위방사선치료의 효용은 증가하고 있으며, 근치적 치료가 실패했거나 금기일 경우 사용할 수 있다.
- NCCN guideline 2018 ver 1, hepatobiliary cancers, HCC-5 : 간 밖으로의

전이는 없으나 수술이 불가능한 간암 환자에서 방사선치료는 고전적 치료인 동맥화학색전술, 고주파 소작술과 함께 1차적 치료로 제시되어 있다.

항문암

- NCCN guideline 2017 ver 4., anal carcinoma, ANAL-1 : 항문암의 1차적 치료로 방사선·항암제 병합치료가 단독으로 추천되고 있다.
- NCCN guideline 2017 ver 4., anal carcinoma, MS-8 : 과거에는 항문암에 있어 수술을 시행하였으나 재발률이 높고 장루를 해야 하는 단점이 있었다. 이후 방사선·항암제 병합치료를 통해 장루를 하지 않고 완치가 가능하다는 연구들이 보고되고 있다.

PART 3

암종별 방사선치료와 생활관리

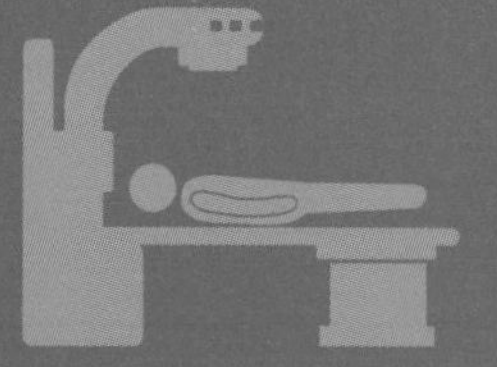

radiation therapy

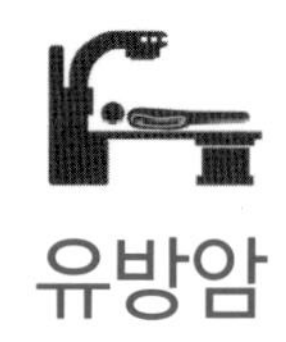

유방암

*

유방암 치료 시 방사선은 왜 하나요?

20세기 중반까지만 해도 모든 유방암의 근본적 치료는 전유방절제술(mastectomy)이었다. 전유방절제술은 암을 완치시키는 데는 효율적이었지만, 한쪽 유방이 없는 상태로 평생을 살아야 하므로 수술을 받은 환자들에게 큰 신체적·정신적 고통을 주었다.

진단과 수술 기술이 발달하면서, 비교적 일찍 발견된 유방암은 전유방절제술이 아닌 부분절제술로 치료가 시도되기도 하였다. 그러나 조기 유방암이라고 하더라도 부분절제술만 시행하였을 때는 암 재발률이 25~40%에 달했다. 그래서 20세기 후반에서 21세기 초반에 걸쳐 부분절제술에 방사선치료를 추가하는 치료가 시도되었는데, 방사선치료는 유방암의 재발률을 무려 70%가량 감소시켰다.[20)21)22)]

이러한 부분절제술 + 방사선치료의 병합치료는 전유방절제술과 비교하여도 생존율이나 완치적 생존율(암이 재발하지 않은 상태로 생존하는 확률)이 유사하였다.[23)24)25)] 다시 말해서 부분절제술과 방사선치료를 활용하여 유방을 보존하고도 전유방절제술과 유사한 수준의 치료 효과를 얻을 수 있었다는 것이다. 따라서 현재 조기 유방암(주로 1기나 2기)의 표준치료는 부분유방절제술과 방사선치료의 병합치료이다.

중기 이상의 유방암(주로 3기)의 경우에는 전유방절제술을 시행하여도 재발의 가능성이 높으므로 부분절제술보다는 전유방절제술을 시행하며, 수술 후에 추가적으로 방사선치료를 시행하기도 한다. 이 경우에도 방사선치료는 국소재발률을 60~70%가량 낮추는 효과가 있다.[26)27)]

뼈나 폐, 뇌 등에 원격 전이(원발암 이외의 장기로 암이 옮겨가는 것)가 있는 경우 전이된 암의 크기를 줄이고 통증을 완화시키기 위해 방사선치료를 하기도 한다.

유방암의 방사선치료는 어떻게 하나요?

유방암의 방사선치료는 팔을 들고 누워 있는 자세로 진행되며, 대개 1회 치료는 10분 내에 끝난다. 유방암 방사선치료의 횟수는 기관에 따라 다르지만 대부분 30~35회 치료하며, 6~7주 정도가 소요된다. 근래에는 20회 이내로 좀 더 빨리 치료를 마치는 프로토콜을 사용하는 병원도 많아지는 추세이다. 방사선치료 자체는 통증도 없고 크게 힘들지 않으므로 다른 병이나 증상이 있는 것이 아니라면 입원할 필요 없이 외래 방문하여 치료받으면 된다.

유방암 방사선치료는 어떤 부작용이 있나요?

유방암의 방사선치료는 유방 부위와 겨드랑이 임파절을 포함하여 치료한다. 가장 흔한 부작용은 치료받는 부위의 피부가 햇볕에 탄 것처럼 검거나 붉게 변하는 것이다. 대부분 크게 불편을 느낄 정도까지 진행되지는 않으며, 치료가 끝나면 수개월에 걸쳐 차차 회복되어 본래 색깔을 되찾는다.

치료 중 드물게 심한 가려움이나 발적, 혹은 피부가 벗겨지는 등의 증상이 발생하게 되면 담당 방사선종양학과 의사와 상의하여 약을 사용하거나 치료를 쉬는 것을 고려할 수도 있다. 유방암 방사선치료 중에는 치료 부위의 피부가 약해져 있으므로, 이 부위에 뜨거운 찜질을 하거나 마찰(때수건 등을 이용한)하는 것은 피해야 한다.

유방암 치료를 받은 환우분들이 가장 힘들어하는 부작용 중 하나가 팔의 부종이다. 팔에 있는 림프관의 흐름은 겨드랑이 림프계를 통과하여 혈액 내로 순환하게 되는데, 겨드랑이 임파절 곽청술(긁어냄술)을 시행 받았거나 이 부위에 방사선치료를 시행한 경우 이 흐름이 막혀 팔의 부종이 생길 수 있다.

일반적인 팔 림프종 부종의 관리는 다음과 같다.

- 휴식 시 팔의 높이를 심장보다 높이 유지하여 팔에 있는 림프액의 순환을 돕는다.
- 치료받는 쪽의 팔로는 무거운 물건을 드는 것을 피한다.
- 감염은 부종을 더욱 악화시킬 수 있으므로 부종이 있는 부위를 다치지 않도록 주의하고 깨끗하게 관리한다.
- 압박붕대나 스타킹, 마사지 등이 도움이 될 수 있으므로 이에 대해 의료진과 상의하고 시행한다.

유방암의 방사선치료를 시작할 때 환자분들은 심장의 부작용이나 폐렴 등의 발생 가능성에 대해 듣게 된다. 심장이나 폐의 부작용은 듣는 이에게 큰 공포심을 유발하지만, 이는 과거 방사선 치료기술이 조악할 때 주로 발생하던 부작용으로 현대의 치료기술을 이용할 경우 이들 부작용이 발생할 가능성은 매우 적다. 따라서 이에 대해 과한 우려를 가질 필요는 없다.

* 유방암 환자의 생활관리(음식과 운동)

유방암은 여러 암종 가운데 가장 많이 연구된 암 중 하나다. 유방암에 대해서는 치료나 예방 등 의학적인 부분뿐 아니라, 삶의 질이나 식습관, 생활습관 등에 대해서도 광범위한 연구가 진행되고 있다. 또한 유방암은 '환자 커뮤니티'가 가장 잘 발달된 질환이기도 하다. 거의 모든 환우들이 여성이고, 타 암종에 비해 40~50대의 젊은 연령에도 생길 수 있기 때문에 환자분들이 공유할 수 있는 부분이 많기 때문이다.

위와 같은 사실은 각각 장단점이 있다. 양질의 과학적 정보가 풍부하고, 환우분들끼리 이를 나누고 공부하여 스스로의 건강을 챙길 수 있는 것은 장점이다. 단점은, 이렇게 사회적 혹은 학술적 관심이 많은 질환이다 보니 신뢰하기 어려운 정보들 또한 많다는 점이다.

외래에서 환우분들을 진료하다 보면 운동법이나 보조약제(버섯이나 약초 등)에 대한 질문을 많이 받는다. 그러나 세상에는 수만 가지의 버섯이나 약초, 그리고 운동법이 있다. 따라서 암을 진료하는 의사가 이를 모두 알 수는 없다는 점을 이야기하고 싶다.

아마도 대부분의 환우분들이나 가족들은, 이 책의 내용 중 생활관리 부분에 가장 큰 관심이 있을 것이라고 생각한다. 이 장에서는 대중적인 흥미를 유발하는 상업적 혹은 비과학적인 정보를 지양하고, 음식, 생활습관 및 암 예방과 관련하여 현재까지 알려진 가장 과학적이고 최신의 지견만을 이야기할 것이다. 주로 참조한 문헌은 세계암연구재단과 미국암협회가 발간한 2017년의 전문가 보고서이다.[28]

운동

운동은 폐경 전후(유방암은 폐경 전과 후의 발병 원리가 달라 따로 연구된다) 유방암 모두를 예방한다는 강한 근거가 있다. 세계암협회에서는 빨리 걷기 이상의 운동량을 갖는 운동을 30분 이상 매일 하기를 권장한다. 운동의 종류보다는 운동의 강도와 지속 정도가 중요하다. 단, 유방암으로 치료를 받은 부위(특히 팔 부종이 있는 경우)를 과하게 사용하거나 마찰하는 것은 피하는 것이 좋다.

채소

비전분성 채소(non-starchy vegetable)의 섭취는 폐경 후 유방암을 예방하는 강한 근거가 있고, 폐경 전 유방암을 예방하는 데에도 상당한 근거가 있다. 비전분성 채소는 고구마나 감자 등 우리가 흔히 곡식으로 알고 있는 채소를 제외한 대부분의 채소를 의미한다. 우리가 흔히 먹는 비전분성 채소로는 녹색채소인 상추, 깻잎, 배추과 채소인 배추, 양배추, 무, 파속 식물인 양파, 마늘, 파 등이 있다. 이들 채소에 들어 있는 파이토케미컬 등은 암 성장인자를 억제하고 여성호르몬에 의한 암 형성을 막는다.

카로틴이 많은 음식

카로틴이 많은 음식은 폐경 전후 유방암 모두를 예방하는 상당한 근거가 있었다. 카로틴이 많은 대표적인 음식으로는 고구마, 당근, 시금치, 양상추, 호박, 멜론 등이 있다. 위의 채소와 연계하여 알아두면 좋겠다.

콩과 콩제품

이것은 논란이 있는 주제이다. 콩에 들어 있는 이소플라본이라는 성분은 에스트로겐이 암을 유발하는 작용을 방해하여 암 예방의 가능성이 있는 것으로 보인다. 그러나 여러 연구들을 살펴보았을 때 아시아인들을 대상으로 한 연구에서는 효과가 나타났으나, 서양인들을 대상으로 한 연구에서는 효과가 나타나지 않았다. 따라서 서양에서 발표된 암 예방 가이드라인에서는 콩과 콩제품의 유방암 예방 효과를 명확히 이야기하지 않는다.

하지만 연구의 대상이었던 서양인들은 콩 혹은 관련 제품 섭취량이 너무 적어서(콩 섭취량이 많은 것으로 분류된 인구군이 하루 겨우 10mL 미만의 두유에 해당하는 영양을 섭취한 정도였다) 연구의 결과를 신뢰하기가 어렵다. 반면 아시아인을 대상으로 한 대부분의 연구에서는 일관성 있게 폐경 전후 유방암을 감소시켰다. 따라서 콩, 두부, 두유 등의 음식은 유방암을 예방하는 데 효과가 있을 것으로 생각된다. 29)

유제품

치즈, 우유 등으로 대표되는 유제품(dairy product)은 폐경 전후 유방암을 예방하는 상당한 근거가 있다. 치즈나 우유 이외에 칼슘을 많이 포함한 음식 또한 위와 같은 효과가 있다. 쥐 실험에서 칼슘 성분은 정상 유방세포가 유방암으로 변하는 것을 막아주는 결과가 있었다고 한다.

모유 수유

모유 수유는 폐경 전후 유방암을 예방한다는 강한 근거가 있으며, 모유 수유의 기간에 비례하여 예방 효과가 증가한다.

비만

비만은 폐경 후 유방암의 위험을 높인다는 강한 근거가 있다. 폐경 전의 유방암과 비만의 관계에 대해서는 논란이 있으며, 폐경 전 여성의 경우 비만한 여성이 유방암의 발병률이 낮다는 연구 보고도 있다. 그러나 유방암은 일반적으로 폐경 후에 더 많이 발생하며, 비만은 다른 암과도 관계가 있고 또한 운동은 폐경 전후 유방암의 예방인자이므로 살을 찌우는 것은 권장하지 않는다.

술과 담배

모두 유방암을 유발할 수 있는 인자이다.

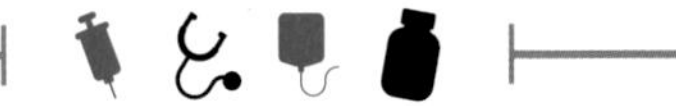

홍쌤의 유방암과 방사선치료 요약

- 방사선치료는 유방암의 부분절제술 후 재발률을 70% 가량 낮추어준다.
- 방사선치료와 부분절제술의 병합치료는 전유방절제술과 유사한 생존율 및 완치율을 보이며, 현재 조기 유방암의 표준치료이다.
- 중기 이상의 암에서 전유방절제술 후에도 방사선치료를 시행하기도 하며, 이는 재발률을 60~70%가량 낮추어준다.
- 방사선치료의 흔한 부작용은 피부 부작용과 팔 부종이 있다.
- 치료를 받는 가슴 주변의 피부가 검거나 붉게 변할 수 있으며, 이 부위의 마찰이나 뜨거운 찜질 등은 피하는 것이 좋다.
- 겨드랑이 임파절 절제술과 액와 방사선치료는 팔 부종의 가능성을 높인다. 팔 부종 관리 원칙은 다음과 같다.

  1. 휴식 시 팔을 심장보다 높이 2. 부종이 있는 팔로 무거운 것을 드는 것 지양 3. 깨끗하고 건조하게 관리 4. 압박 스타킹, 마사지 등을 활용
- 유방암의 발병이나 재발을 예방하기 위해 지켜야 하는 생활수칙은 우리가 일반적으로 알고 있는 건강수칙과 크게 다르지 않다. 다양한 종류의 채소를 섭취하고, 매일 30분 이상 빨리 걷기 이상의 운동을 하고, 콩제품이나 두유, 유제품 등을 섭취하면 더욱 좋다.

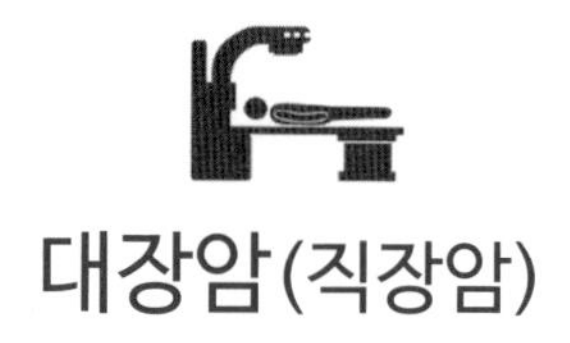

대장암(직장암)

*

대장암(직장암)의 방사선치료

대장은 복부 전체에 걸쳐 있는 긴 장기이다. 방사선치료는 이 대장 중 항문에서 가까운 직장 부위에 암이 발생했을 때 시행한다. 1기의 초기 직장암은 방사선치료를 필요로 하지 않으며, 2기나 3기 직장암의 경우 방사선치료를 시행하게 된다. 일반적으로는 수술 전에 시행하여 병소의 크기를 줄인 뒤 수술하는데, 수술 전 방사선치료는 수술 후 재발의 위험을 50~60%가량 낮추어주는 효과가 있다.[30][31] 대개 방사선치료 중에는 항암제치료를 병행하여 방사선치료의 효율을 높인다.

대장암(직장암)의 방사선치료는 일반적으로 25~30회 가량을 5~6주간 시행하게 된다. 환자의 질병 상태나 여러 가지 임상적 상황을 고려하여, 2주 안에 5회 정도만 시행하는 짧은 스케줄로 방사선치료를 시행하는 경우도 있다.

방사선치료는 누운 상태로 10분 내외면 치료가 종료되며, 치료로 인한 통증이나 불편감은 느껴지지 않는다. 대장암(직장암)의 방사선치료는 대개 부작용이 심하지 않고 체력 저하가 적으므로 외래로 통원하면서 치료하는 경우가 많다.

뼈나 폐, 뇌 등의 원격 전이(본래의 암 위치 이외의 장기로 암이 옮겨가는 것)가 있는 경우 이들 암의 크기를 줄이고 통증을 완화시키기 위해 방사선치료를 하기도 한다.

*
대장암(직장암)의 방사선치료는 어떤 부작용이 있나요?

대장암(직장암)의 방사선치료는 병이 있는 직장과 그 주변의 골반 부위에 국한해서 시행한다. 따라서 방사선치료로 인한 부작용은 골반부에 국한된다. 골반부에는 항문, 직장, 방광 등이 있으므로 방사선치료 중 설사를 한다거나, 약간의 혈변, 그리고 방광염과 유사한 배뇨통이나 잔뇨감 등의 증상이 발생할 수 있다.

또한 엉덩이의 피부가 겹치는 부분은 방사선에 예민하여 표피가 벗겨지거나 짓무르는 피부염이 생길 수 있다. 하지만 이러한 부작용은 대부분 외래에서 처방하는 약을 사용하여 관리가 가능하며, 방사선치료가 종료되는 시점이나 그 직후까지 심해졌다가 치료가 끝나면 차츰 회복된다. 위에 언급한 부작용 이외에도 방사선치료 시 함께 사용하는 항암제로 인해서 구역질, 구내염, 피로감 등의 증상이 나타날 수 있다.

*

대장암(직장암) 환자의 생활관리

대장은 소화를 담당하는 중요한 기관이며, 대장암의 원인은 식습관과 매우 관계가 깊다. 미국암협회와 세계암연구재단이 발간한 최근의 전문가 보고서를 참조해볼 때, 대장암의 발병과 재발을 예방할 수 있는 생활요인은 아래와 같다.

운동과 비만

운동은 대장암을 예방하는 1등급 항암요인이며, 비만은 대장암을 유발하는 1등급 발암요인이다. 가급적 매일, 30분 이상씩 속보보다 힘든 운동을 하는 것을 추천하며 하루 종일 TV를 보는 등의 움직이지 않는 생활습관은 지양해야 한다.

방사선치료 중의 운동

방사선치료는 기간이 길지만(5~6주), 부작용이 심하지 않은 편이므로 치료 중에 원래 하던 일이나 운동을 해도 무방하다. 다만, 상식적인 선에서 너무 격렬한 운동이나 과로는 하지 않는 것이 좋겠다. 또한 치료를 받는 골반 부위에 지속적인 마찰 등 자극이 되는 운동(마라톤이나 오래 자전거를 타는 등)은 지양하는 것이 좋다.

전곡류

전곡류란 도정하지 않은 곡식(현미, 통밀 등)을 의미하며 풍부한 섬유질을 포함하고 있다. 이들 전곡류는 대장암을 예방한다는 강한 근거가 있다.

섬유질

꼭 현미나 통밀 같은 전곡류가 아니더라도, 섬유질이 많은 음식은 대장암의 예방에 도움이 된다는 강한 근거가 있다. 대부분의 채소나 과일, 콩 등은 풍부한 섬유질을 가지고 있으므로, 채소나 과일을 골고루 섭취하는 것이 대장암의 예방에 도움이 된다.

유제품

우유, 요거트 등의 유제품을 섭취하는 것은 대장암의 예방에 도움이 된다. 이는 유제품 안에 칼슘 성분이 풍부하기 때문인 것으로 생각되며, 칼슘 성분은 실험연구에서 대장 내 독성을 줄이고 암세포의 발생을 막는 것으로 나타났다.[32)33)]

생선류

생선의 섭취는 대장암을 예방하는 데 도움이 되는 것으로 알려져 있다.

육류와 가공육류(햄 등)

육류와 가공육류의 섭취는 대장암을 유발한다는 강한 근거가 있다. 연구적으로는 대장암과 관계가 깊지만, 실제로 대부분의 연구들이 서양에서 진행되었고 한국인들의 육류 섭취 절대량은 그렇게 높지 않으므로, 금육을 하기보다는 과식을 절제하는 것으로 생각하는 것이 바람직하다.

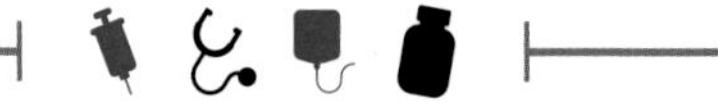

홍쌤의 대장암(직장암)과 방사선치료 요약

- 방사선치료는 직장(대장의 아랫부분)암의 경우 시행하며, 2기나 3기에 주로 시행한다.
- 방사선치료는 주로 수술 전에 5~6주가량 시행하며, 재발의 위험을 50~60% 낮추어준다.
- 설사, 혈변, 방광염 증상(배뇨통, 잔뇨감 등), 피부염(주로 엉덩이 피부가 겹치는 부분)이 나타날 수 있다.
- 주로 항암제와 함께 치료하며, 항암제는 구역질, 구내염, 피로감 등의 증상을 유발할 수 있다.
- 대장암의 발병이나 재발의 예방은 식습관, 생활습관과 관계가 깊으며, 상식적으로 알고 있는 건강지침과 과학적 지식이 대부분 일치한다.
- 운동과 비만이 각각 항암, 발암요인이므로 운동을 하여 비만을 예방하면 대장암의 예방에 도움이 된다.
- 전곡류(현미, 통밀, 보리 등), 채소나 과일(혹은 섬유질이 풍부한 모든 음식), 생선류, 유제품 등이 예방에 도움이 된다.
- 붉은 육류와 가공육류(햄, 소시지 등)는 발암요인으로 알려져 있다. 한국인의 육류 섭취량은 적은 편이므로 금식하기보다는 과식을 피하는 것을 권장한다.

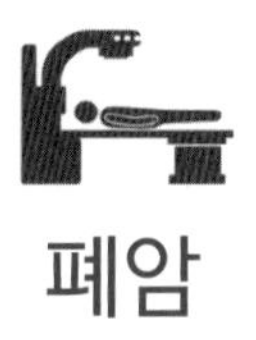

폐암

*

폐암과 흡연

폐암은 국내 암 사망률 원인 중 1위이며, 세계적으로 가장 악명이 높은 암이다. 폐암은 담배와의 연관성이 매우 깊다. 몇몇 애연가들이나 담배에 관대한 사람들은 "담배가 폐암을 일으키는 원리가 아직 밝혀지지 않았다"라며 관계가 없음을 주장하기도 하지만, 이는 사실이 아니다.

담배에는 정상세포의 유전자를 파괴하고 돌연변이를 유발하여, 종국에 폐암의 원인이 되는 여러 가지 발암 물질이 들어 있다(벤

젠, 폴로늄, 벤조피렌 등). 정도에 따라 차이가 있지만, 비흡연자에 비해 흡연자는 폐암 발병률이 10~30배에 달하며, 흡연자는 평생 폐암에 걸릴 확률이 30%에 달한다(비흡연자의 경우는 1% 미만이다).[34][35] 흡연을 하면서 운이 좋아 폐암에 걸리지 않더라도, 호흡기질환을 포함한 여러 만성질환의 위험 또한 높아진다.

간접흡연도 폐암의 위험을 높이는 것으로 알려져 있다. 두 가지 연구만 예를 들면, 프랑스의 한 연구에서는 비흡연 여성 폐암 환자의 79%가 간접흡연에 노출되었다는 보고가 있다. 일본의 한 연구에서는 흡연하는 남편을 가진 아내의 경우 흡연과 무관하게 폐암이 발생할 확률이 2배 높아졌다고 보고하였다.[36][37]

폐암의 위험은 흡연의 양과 관계있으므로 완전히 끊는 게 어렵다면 줄이는 것도 도움이 된다. 금연은 실천 의지만으로는 성공이 어렵고, 보조약제나 상담치료 등을 통해 도움을 받는 것이 좋다. 다짐만으로 금연에 성공할 확률은 6% 정도에 불과하나, 도움을 받을 경우 5배나 성공 확률이 높아진다고 한다. 가까운 의원에서도 도움을 받을 수 있고, 대부분의 보건소에서 무료로 금연 프로그램을 운영 중이니 아무쪼록 금연에 성공하도록 하자. 금연의 중요성은 아무리 강조해도 지나치지 않는다.

*

폐암의 방사선치료

폐암의 방사선치료는 크게 두 가지 경우에 시행한다. 가장 흔한 경우는 주로 임파절 전이가 있는 3기 폐암의 경우 항암제치료와 함께 시행하는 방사선치료이다. 치료는 대개 6주에서 7주간 진행된다.

이 경우 가장 흔한 부작용은 식도염으로, 특히 임파절 전이가 있거나 폐암이 중심부에 위치한 경우 식도에 방사선이 영향을 미쳐 음식을 삼킬 때 통증(연하통)이 생기는 등의 증상이 발생할 수 있다(치료가 끝나고 나면 대개 2~3주 이내에 완화된다). 치료 중에 연하통이 발생하는 경우, 통증과 염증을 완화시킬 수 있는 약이 있으므로 담당 의사에게 알려 필요한 조치를 받으면 도움이 된다.

또한 임파절 전이가 많이 되었거나 원발암의 크기가 큰 경우, 폐에 노출되는 방사선량이 많아져 폐렴 증상(기침, 숨가쁨, 가슴 통증 등)이 나타날 수 있다. 최근에는 방사선 치료기술이 발달하여 정상 부위에 들어가는 방사선량을 많이 줄일 수 있어, 방사선 폐렴의 발생 가능성은 낮은 편이다.

두 번째의 경우는 조기 암(임파절 전이가 없는 1기암)의 완치적 방사선치료이다. 임파절 전이가 없는 조기 암의 경우 수술적 절제가 표준치료로 알려져 있었으나, 최근 방사선 치료기술이 발달하면서 암이 있는 부위에만 고도로 방사선을 집중시켜 수술하는 것과 유사한 효과를 얻는 기술이 생겼다. 이를 정위방사선치료(stereotactic body radiotherapy, SBRT)라고 하며, 치료 기간은 대개 2주 이내로 짧다.

정위방사선치료는 수술에 비해 부작용이 적어서, 전신마취하는 수술을 감당하기 어려운 노년의 환자나 만성질환이 있는 환자들에게 우선적으로 고려된다. 개인적으로 수술을 원하지 않는 환자에게도 고려될 수 있는 방법이다.

그 외 골 전이, 뇌 전이 등 전이된 암에도 증상 완화를 위하여 방사선치료를 시행할 수 있다. 전이암에 대한 방사선치료의 횟수 및 기간은 기관마다 다양하다. 뼈 전이의 경우 방사선치료를 받으면 약 70%에서 통증의 완화를 경험할 수 있다. 뇌 전이의 경우 방사선치료를 시행하여 전이된 암의 진행을 막고 신경 관련 증상을 완화시킬 수 있다.

*

폐암 환자의 생활관리

무엇보다 금연이 최우선이라는 것을 다시 한 번 강조한다. 그밖에 폐암 예방이나 재발 방지와 관련 있는 음식은 우리가 흔히 알고 있는 건강식과 비슷하다. 세계암연구재단과 미국암협회의 전문가 보고서에서, 과일과 비전분성 채소의 섭취는 폐암을 예방하는 근거가 있다고 보고하였다. 또한 카로틴 성분이 많은 채소나 셀레늄 성분이 있는 음식도 도움이 될 수 있다고 보고하였다. 카로틴 성분이 많은 음식으로는 고구마, 당근, 시금치, 양배추, 호박, 피망, 토마토 등이 있으며 셀레늄 성분이 많은 음식으로는 땅콩, 호두, 브라질너트 등의 견과류나 참치, 광어, 정어리 등의 생선류가 있다.

반면, 고지방식이나 붉은 육류, 햄이나 소시지 등의 가공육류는 폐암에 좋지 않은 영향을 준다고 보고되었다. 그러나 이들 연구는 대부분 서양권에서 시행되었고, 우리나라 환자분들의 육류 섭취량은 낮은 편이므로 육식을 끊는다기보다 과식하지 않는다는 정도로 생각하는 것이 좋을 것 같다. 고기류는 단백질과 에너지의 효율적인 공급원으로 체력 회복에 도움이 될 수 있기 때문이다.

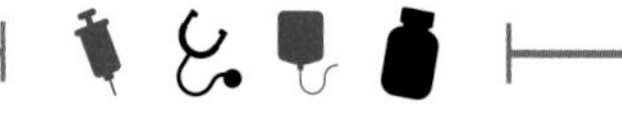

홍쌤의 폐암과 방사선치료 요약

- 폐암과 담배의 관계는 밀접하며, 간접흡연도 폐암의 위험을 높인다. 흡연자의 폐암 발병률은 비흡연자보다 10~30배 높다.
- 금연이 어렵다면 흡연의 양을 줄이는 것도 도움이 된다.
- 의지만으로 하는 금연은 성공률이 5% 미만이나 도움을 받을 경우 6배 이상 증가한다.
- 폐암의 방사선치료는 3기암의 치료(주로 항암제와 함께)에 가장 많이 사용되며, 연하통 등 식도염이 가장 흔한 부작용이다. 방사선폐렴은 최근의 기술 발달로 인해 빈도가 많이 감소하였다.
- 1기암의 경우 정위방사선치료(SBRT)라는 최신의 방사선 치료기술로 수술과 유사한 완치 효과를 낼 수 있다.
- 폐암 예방에 좋은 식단은 일반적인 건강식단과 유사하다. 다양한 색깔을 가진 신선한 채소와 과일을 섭취하고, 붉은 육류, 가공육류, 고지방식을 줄이고 생선류의 섭취를 늘리면 도움이 된다.

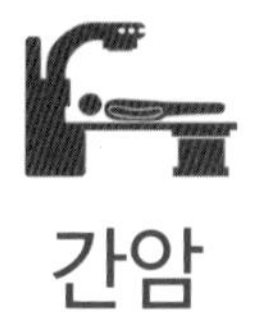

간암

*

간암과 간염, 정기검진

간암은 우리나라를 비롯한 동아시아에서 주로 발생하는 암이며, 우리나라의 경우 B형 간염 보균자가 많아서 간암의 발생이 많다. 간염이 있는 경우 간암의 발병률은 크게 높아지는데, 항바이러스치료 및 정기검진이 대중화되지 않았던 과거에는 B형 간염이 있는 경우 간암의 발병 위험이 무려 200배 이상이었다는 보고도 있다.[38]

그러나 항바이러스제 등의 치료를 받으면 간암의 위험이 크게 감소하며, 정기검진을 받을 경우 조기에 암을 발견하여 완치할 수 있으므로 간염이 있다면 검진은 필수이다. 항바이러스치료와 정기검진 등에 힘입어 최근의 연구들에서는 과거의 연구들보다 B형 간염과 관련된 간암의 위험 정도가 낮게 나타나고 있다.

우리나라의 국가암정보센터에서는 40세 이상이면서 간염 보균자인 경우 6개월마다 정기검진을 받도록 권고하고 있다. 다시 한 번 말하지만, 우리나라는 간암의 호발지역이며 간암은 암 사망률 순위 2위를 차지하는 난치의 암이다. 또한 간암은 장년의 남성에게 많이 발생하기 때문에, 환자 본인뿐 아니라 가족들에게도 정신적·경제적으로 큰 고통을 주는 경우가 많다. 따라서 정기적인 검진과 투약을 통하여 암을 예방하고 조기에 발견하여 완치를 누릴 수 있도록 해야 한다.

*

간암의 방사선치료

간암의 대표적인 완치적 치료는 수술이다. 암의 크기가 아주 작다면 고주파 소작술이나 알코올 주입술 등을 이용해 완치하기도 한다.

국내에서 주로 시행되는 간암의 방사선치료는 암이 혈관을 침범하였거나(혈관을 침범하게 되면 출혈의 위험이 있고 재발 가능성도 높아 수술이 어렵다) 혹은 크기가 너무 커서 수술을 진행하기 어려울 경우 시행된다. 최신의 방사선 치료기술을 이용할 경우 간암은 40~60%에서 방사선에 반응하고 줄어든다.

반응이 아주 좋은 경우는 방사선치료 후 수술을 시행하여 완치를 기대할 수도 있다.[39)40)] 완치되지 않더라도 방사선치료를 받고 암이 줄어들면 그 자체만으로 병의 부담이 줄고 기대수명이 늘어날 수 있다.[41)]

일반적인 간암의 방사선치료는 20~30회 시행하며, 주 5회씩 4~6주간 시행하게 된다. 치료시간은 대개 10~20분 내외이며, 치료 중 통증은 없다. 부작용으로는 십이지장이나 위의 손상, 간기능 저하 등이 발생할 수 있지만 심각한 부작용은 드물고 대부분은 외래에서의 약물치료 등을 이용하여 회복이 가능하다.

최근에는 정위방사선치료라는 기술을 이용하여 완치를 목표로 간암을 치료하기도 한다. 이 기술은 암조직에 고도로 높은 선량을 집중시켜 치료하는 것으로, 수술로 암을 도려내는 것과 유사한 수준의 치료율을 보인다. 치료 기간도 2주 이내로 짧다. 이것은 암의 크기가 작지만 위치가 혈관, 횡경막 등에 근접하여 고주파 소작술이나 수술이 곤란할 경우에 시행된다.

그 외에도 방사선치료는 간 안에 있는 간암뿐 아니라, 뼈나 폐, 뇌 등에 전이된 경우 전이암의 크기를 줄이고 증상을 완화시키는 목적으로 사용되기도 한다. 치료 기간은 2~3주 이내이며, 뼈에 전이된 암의 경우 방사선치료를 받으면 약 70% 정도에서 통증이 감소한다.

*

간암 환자의 생활관리 및 예방

간암의 발병과 가장 관계가 깊은 것은 간염 바이러스이다. 따라서 간암의 예방에는 고위험군에서의 조기검진과 꾸준한 약물치료가 필수적이다. 술과 담배 또한 간암의 위험요인이며, 술은 특히 과음하는 경우에 위해가 큰 것으로 알려져 있다.

비만 또한 간암의 발병과 관계가 있는 것으로 알려져 있으며, 비만인 사람의 간암 발생 위험도는 정상 체중인 경우의 2배 정도라는 연구도 있다. 운동 자체도 간암을 예방하는 요인이므로 꾸준히 운동하여 적정 체중을 유지하는 것이 도움이 되겠다.

음식료품 중에는 의외로 커피가 간암의 발병을 예방하는 효과가 있다고 알려져 있다. 커피의 음용은 최근의 세계암연구재단 및 미국암협회 보고서에서 간암 예방에 강력한 근거가 있다고 보고되었다. 생선의 섭취가 간암 예방에 도움이 된다는 보고도 있으며, 비전분성 채소나 녹색채소, 그리고 과일의 섭취도 간암 예방에 도움이 된다는 보고들이 있다.

요약해보면, 간암의 예방 혹은 재발 방지를 위해서 지켜야 하는 생활습관은 우리가 아는 상식과 크게 다르지 않다. 술과 담배를 하지 않고, 운동을 꾸준히 하여 적정 체중을 유지하고, 채소나 과일, 생선을 즐겨 섭취하면 도움이 된다. 또한 커피의 음용이 간암 예방에 도움이 된다는 점을 알아두면 되겠다. 커피에 대해서 정해진 추천량은 없지만, 일부 연구에서 카페인 연구의 안전량을 제시하고 있는데, 대략적으로 1일 400mg 이하의 카페인(내린 커피 약 3잔)을 섭취하도록 권장하고 있다.[42] 커피를 포함해 우리가 흔히 접하는 음료의 카페인 함량을 다음에 추가한다.

- 내린 커피 1잔(240cc) : 약 130mg
- 에스프레소 1잔(30cc) : 약 40mg
- 녹차 1잔(240cc) : 약 53mg
- 콜라 1캔(355cc) : 약 40mg

홍쌤의 간암과 방사선치료 요약

- 우리나라에서 가장 흔한 간암의 원인은 B형 간염이며, 간염 보균자의 간암 발병률은 대단히 높으므로 정기검진과 간염 치료가 필수적이다.
- 우리나라의 간암 검진 권고안은 다음과 같다.
  40세 이상, 간염 보균자인 경우 혹은 간경변증이 있는 경우 6개월에 한 번씩 초음파와 혈액검사를 실시하는 것을 권고함.
- 간암의 주된 완치적 치료로는 수술(간 절제술), 고주파 소작술이 있다.
- 간암의 방사선치료는 암이 혈관을 침윤했거나 크기가 커서 수술하기 어려운 경우에 주로 시행된다.
- 치료 기간은 5~6주이며, 간기능 저하나 십이지장, 위 손상 등의 가능성이 있으나 심각한 부작용은 드문 편이다.
- 정위방사선치료(stereotactic body radiotherapy, SBRT)는 짧은 기간에 고선량의 방사선을 작은 부위에 집중시켜 조사하여, 수술과 같은 수준의 완치율을 보이는 치료이다.
- 정위방사선치료는 암의 크기는 작지만 위치가 혈관, 횡경막 등에 근접하여 고주파 소작술이나 수술이 곤란할 경우 주로 시행된다.
- 간암의 예방 및 재발 방지를 위해서는 술과 담배를 금하고, 운동을 하여 적정 체중을 유지하고, 생선, 채소, 과일 등을 즐겨 먹는 것이 도움이 된다.
- 커피의 음용은 간암 예방에 도움이 된다.

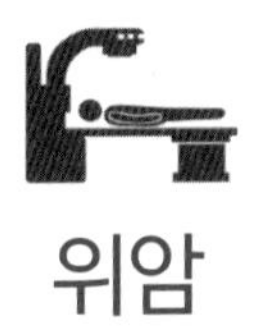

위암

*

한국인의 암 1위, 위암

위암은 한국인 암 발병 순위 1위 암이다. 위암이 이렇게 국내에 많은 이유로는 헬리코박터 파일로리균의 광범위한 감염과(우리나라 성인의 약 60%에서 헬리코박터 파일로리가 발견된다), 짠 음식을 자주 섭취하는 식습관 등이 가장 큰 원인으로 생각된다. 또한 가공육류(햄, 소시지 등)와 흡연 또한 위암의 위험인자이다. 따라서 위암을 예방하기 위해서는 짠 음식을 줄이고, 금연하며, 가공육류의 섭취를 줄여야 한다.

*

위암의 치료[43)]

위암의 주된 치료 방법은 수술이다. 발병률도 높고, 우리나라 의사들의 손기술이 좋기 때문에, 대한민국의 위암 수술은 세계 최고 수준이라 해도 과언이 아니다. 위암의 수술은 병기에 따라, 초기에는 내시경적 점막절제술(내시경으로 암 주변만 살짝 도려내는 것)로도 치료가 가능하고, 내시경적 절제가 불가능한 경우에는 위 부분 절제술 혹은 전절제술을 시행한다. 2기나 3기의 암에서는 수술 후에도 40~60% 정도의 재발 가능성이 있으므로 항암제치료를 시행하여 재발률을 낮춘다.

위암의 전체 5년 생존율은 1996~2000년에는 46.6%였던 것에 비해 최근 2010~2014년에는 74.4%까지 상승하였다. 임파절이나 원격 전이가 없는 국소암의 경우에는 5년 생존율이 96%에 달하며, 임파절 전이만 있는 경우에도 60% 정도로 완치의 가능성이 상당하였다.

원격 전이가 있는 경우(4기)에는 생존율이 낮았으나, 원격 전이가 있다 하더라도 전이의 정도에 따라 경과의 차이가 크기 때문에 치료를 포기해서는 안 된다.

*

위암의 방사선치료

학술적으로는, 방사선치료는 임파절 전이가 있는 경우 등에서 재발률을 낮출 수 있고, 국제 암 치료 가이드라인인 NCCN guideline에서도 수술 후 미세암이 남아 있는 경우(수술로 절제해낸 조직의 끝에서 암세포가 발견되는 경우) 방사선치료를 시행하는 것을 권하고 있다.[44][45] 하지만 현재 우리나라에서 위암은 방사선치료를 거의 시행하지 않는다.

방사선치료의 유익에 대해서는 아직 이견이 있는 상태이며, 앞에서도 언급하였지만 위암의 수술 수준 및 치료 성적은 우리나라가 세계 최고 수준이다. 미국의 위암 환자들의 생존율과 비교하여도 우리나라의 위암 환자 생존율이 상당히 높다. 따라서 환자 및 보호자분들은 우리나라 치료진의 의견에 따라 치료를 진행하면 되겠다.

*

위암 환자의 식생활

위암 수술 후에는 음식물이 위에 저장되지 않고 바로 창자로 내려가게 되므로 배가 아프고 설사를 하기도 하며, 심한 경우 땀을 흘리고 정신을 잃기도 하는 덤핑신드롬(dumping syndrome)이 발생할 수도 있다. 또한 소화기관의 움직임이 이전보다 잘 되지 않아 식후 불편감이 발생할 수도 있다.

수술 후 초반에는 많이 씹어서 천천히 먹어야 하며, 끼니를 조금씩 자주 먹는 것이 좋다. 맵고 짜거나, 기름기가 많은 음식은 지양해야 한다. 수술 직후에는 체력과 상처의 회복을 위해 단백질이 필요하므로 고기, 생선 등을 먹는 것이 도움이 된다. 단백질류의 음식은 굽거나 튀기지 말고 가급적 삶거나 찌는 것이 좋다. 잡곡류의 경우, 수술 직후에는 소화가 잘 안 될 수 있기 때문에 시간이 지난 뒤 섭취를 늘리는 것이 좋다. 채소류도 가급적 부드럽게 데쳐서 먹는 것이 좋다.

소화 흡수 능력은 시간이 지나면서 천천히 회복되며, 수술 후 1년이 넘으면 대개 정상적인 식생활이 가능해진다. 식생활 및 체력이 정상인과 유사한 수준으로 회복되면, 앞서 설명한 위암 발병의 위험인자들을 조심하며 지내면 된다. 금연하고, 짠 음식(젓갈, 장아찌, 짠 김치, 짠 찌개 등)을 줄이고, 햄, 소시지 등은 가급적 먹지 말아야 한다. 이때에도 고기나 생선류 등 동물성 단백질 음식은 굽거나 튀기지 말고 삶거나 쪄서 먹는 것이 좋다.

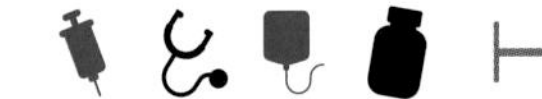

홍쌤의 위암과 방사선치료 요약

• 위암은 한국인 암 발병 순위 1위이며, 주된 원인은 헬리코박터 파일로리, 짠 음식, 담배 등이 있다.

• 위암의 주된 치료는 수술과 항암제치료이다.

• 우리나라에서는 방사선치료는 잘 시행하지 않지만, 위암 치료의 성적은 국제적으로도 매우 우수하므로 치료진의 치료 결정을 잘 따르면 된다.

• 위암 치료(수술) 후에는 조금씩 자주 먹고, 부드러운 음식을 먹도록 하며, 맵고 짜거나 기름기가 많은 음식은 지양한다. 수술 직후에는 회복을 위해 단백질이 필요하므로 고기, 생선 등을 챙겨먹되 굽거나 튀기는 것보다는 삶거나 찌는 것이 좋다. 채소류도 가급적 데쳐 먹는 것이 좋다.

 소화기능은 수술 후 1년 정도면 대개 회복된다. 회복된 후에는 금연하고, 짠 음식을 줄이고, 햄이나 소시지 등은 섭취하지 않는 등 위암의 예방법을 지키며 생활하면 된다.

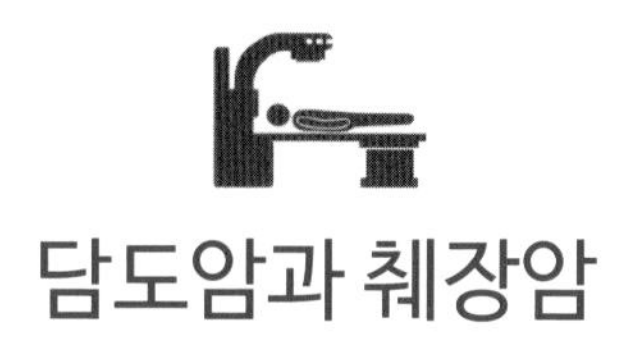

담도암과 췌장암

*

담도암, 췌장암의 원인

담도는 간에서 생성된 담즙(지방을 분해하는 역할을 한다)이 십이지장으로 흘러가는 통로이며, 췌장은 우리 몸에서 가장 많은 소화효소를 만드는 기관이다. 췌장에서 만들어진 효소는 담즙과 함께 십이지장으로 흘러 들어가 소화를 돕는다. 이들 담도와 췌장에 생기는 암이 각각 담도암, 췌장암이다.

췌장암은 흡연, 음주와 관계가 있으며, 비만이나 기름진 음식 등도 발병과 관계가 있다는 연구들이 있으므로 술, 담배를 멀리하고 채소와 과일을 다양하게 섭취하며 규칙적인 운동을 통해 적정 체중을 유지하는 것이 도움이 된다.

담도암과 관계가 있는 것으로 알려진 것은 주로 민물생선을 날로 먹을 때 감염되는 기생충(간흡충), 비만, C형 간염, 담관염의 과거력 등이 있다. 따라서 민물생선은 먹지 않거나 반드시 익혀 먹고, 적정 체중을 유지하는 것이 도움이 되겠다.[46)47)48)49)]

* 담도암, 췌장암의 수술과 방사선치료

담도암과 췌장암은 한국인의 10대 암 중 폐암과 더불어 생존율이 가장 낮다. 그만큼 난치라는 의미다. 담도암과 췌장암의 유일한 완치적 치료는 수술인데, 이들 암은 초기에 증상이나 검진을 통해 발견될 가능성이 낮고, 수술을 시행할 수 있는 경우도 적다.

수술을 시행한다 하더라도 간, 담도, 췌장, 십이지장 등 여러 장기가 복잡하게 얽혀 있는 복부 깊숙한 부분을 세밀하게 수술해야 하므로 수술 시간도 길고, 완전절제가 불가능한 경우도 많다.

방사선치료는 크게 두 가지 목적으로 사용되는데, 첫 번째는 수술이 불가능한 경우 항암제와 함께(동시화학방사선치료) 대체재로 치료하는 목적이다. 현재까지 방사선과 항암제치료만으로 담도암이나 췌장암의 완치를 기대하는 것은 어렵다. 하지만 동시화학방사선치료에 반응하는 정도는 개인차가 있으며, 치료 효과가 좋은 경우 추가적으로 완치적 목적의 수술을 시행하기도 한다.

담도암의 경우 수술 후에 미세한 암조직이 수술 부위에 남아 있거나, 임파절 전이가 발견되어 재발의 가능성이 높은 경우 방사선치료를 하는데, 이는 재발률을 크게 낮추고 생존율을 높이는 효과가 있다.[50][51][52][53]

담도암, 췌장암 등 상복부의 방사선치료를 시행할 때 생기는 부작용은 위나 십이지장의 활동과 관계가 있다. 대부분은 심각한 부작용 없이 치료를 마치지만, 구역질, 소화불량, 그리고 드물게 십이지장궤양이나 출혈 등의 부작용이 발생하는 경우도 있다. 십이지장궤양이나 위궤양의 과거력이 있었던 경우 이런 부작용의 가능성은 더 높아지기 때문에, 궤양 과거력이 있다면 치료 시작 전에 담당의와 부작용 가능성에 대해 상담하는 것이 좋다.

담도암이나 췌장암의 방사선치료는 기관이나 질병의 상태에 따라 다르지만 대개 4~6주에 걸쳐 시행한다.

*

담도암, 췌장암 환자의 생활관리

담도암이나 췌장암은 수술을 하지 못하는 경우 경과가 좋지 않고, 수술을 하게 되더라도 몸에 큰 부담이 가게 된다. 따라서 이들 암을 경험하고 있는 분들에게는 병원에서 제안하는 치료를 잘 받을 수 있도록 체력을 잘 유지하는 것을 권장한다.

담도암이나 췌장암의 위험인자들은 우리가 흔히 알고 있는 암 예방이나 건강 유지와 일맥상통하므로(기름진 음식을 줄이고 채소와 과일을 고루 섭취하며, 규칙적 운동을 통해서 건강 체중을 유지하는 것), 체력을 잘 유지하면서 일반적인 건강수칙을 지키는 것이 좋겠다. 또한 하고 싶었던 일들을 미루지 말고, 가족들과 의미 있는 시간을 보내는 것도 좋겠다.

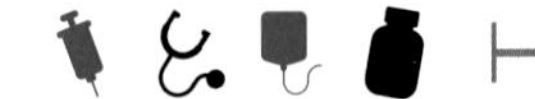

홍쌤의 담도암, 췌장암과 방사선치료 요약

- 담도암과 췌장암은 초기에 증상이 없어 발견이 어렵다.
- 술과 담배를 멀리하고, 기름진 음식을 줄이고 운동을 통해 적정 체중을 유지하는 것이 담도암과 췌장암을 예방하는 데 도움이 된다. 민물생선은 날로 먹지 않는 것이 좋다.
- 담도암이나 췌장암의 완치적 치료는 수술이며, 수술이 어려운 경우 동시화학방사선치료를 시행한다.
- 담도암 수술 후 미세암이 남아 있거나 임파절 전이가 있는 경우 방사선치료가 재발 방지 및 생존율 향상에 도움이 된다.
- 체력을 유지하여 병원 치료를 잘 받고, 앞서 말한 건강수칙을 지키되 시간을 의미 있게 쓰도록 노력하는 것이 좋다.

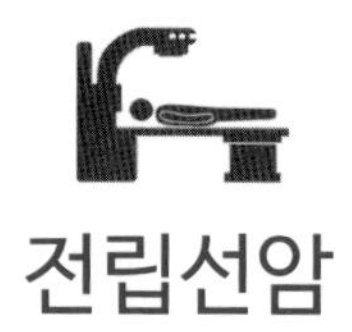

전립선암

*

전립선암

전립선암은 대표적인 노인성 암으로 환자의 절반 이상이 70대이다. 서구권에서는 가장 흔한 암종 중 하나이며, 특히 미국에서는 남성 암 중 발병률 1위인 암이다. 우리나라에서는 남성 암 중 발병률 5위를 차지하지만, 다른 암에 비해 암의 진행이 느리고 경과가 좋은 편이어서 사망률은 낮은 편이다.

전립선암은 진행되면 배뇨장애나 배뇨통 등의 증상이 생기지만, 노년에 주로 발생하는 전립선비대증의 증상과 구별이 어렵다.

그래서 대부분의 전립선암은 검진에서 전립선항원수치(prostate-specific antigen)를 이용해 발견된다. 전립선암은 비교적 간단하게 혈액검사를 통해 발견할 수 있기 때문에 조기에 발견되는 비율이 높은 편이다.

전립선암의 위험인자로는 비만, 그리고 동물성 지방이 많은 음식의 섭취를 들 수 있다. 채소를 많이 섭취하는 것이 예방에 도움이 된다는 연구들도 있다. 유제품이나 칼슘이 많은 음식이 전립선암에 좋지 않다는 연구들이 다소 있으므로, 전립선암의 예방을 위해서는 이런 음식들의 과식을 피하는 것을 권장한다.[54][55]

*

수술과 방사선치료

전립선암의 방사선치료에는 선형가속기(방사선발생기)를 이용한 외부방사선치료와 동위원소를 주입해 시행하는 근접치료(브라키테라피, brachytherapy)가 있으나, 국내 대부분의 기관에서는 주로 외부방사선치료를 시행하므로 여기에서는 외부방사선치료를 기준으로 기술하겠다.

전립선암은 방사선치료로 완치가 가능한 대표적인 암이며, 수술(전립선 절제술)과 방사선치료의 완치율이 거의 비슷하다. 방사선치료는 6~8주간 외래를 다니면서 치료를 받아야 한다는 불편이 있지만, 요실금이나 발기부전과 같은 부작용이 수술에 비해 적다. 또한 나이가 많거나 다른 질병이 있어 체력이 좋지 않아도, 신체에 미치는 부담이 적어서 전립선암의 방사선치료는 그 사용이 점점 더 늘고 있는 추세이다.

전립선암의 방사선치료는 일반적으로 6~8주간 진행된다(일부 기관에서는 20회 미만의 짧은 치료를 시행하기도 한다). 방사선치료의 부작용 중 가장 흔한 것은 치료 중 직장과 항문이 자극을 받아 생기는 염증인데, 이로 인해 설사를 하거나 심한 경우 항문 출혈이 발생하는 경우도 있다. 배뇨통이나 빈뇨와 같은, 방광염과 유사한 증상도 부작용으로 나타날 수 있다.

방사선치료의 부작용은 치료 중반부터 종료 후 1~2개월까지가 가장 심하고, 이후에는 점차 빈도와 정도가 감소하게 된다.

* 호르몬치료

전립선암은 남성호르몬과 관계가 깊은 암이며, 호르몬치료는 남성호르몬을 억제하여 전립선암의 발병이나 재발을 방지하는 효과가 있다. 호르몬치료는 초기의 전립선암에서는 잘 사용되지 않으며, 중기 이후의 전립선암에서 방사선치료나 수술 등에 보조적 목적으로 사용된다. 호르몬치료는 남성호르몬을 감소시키므로, 성욕 감퇴, 발기부전, 안면홍조 등의 부작용이 발생할 수 있다.

*

전립선암의 방사선치료 및 생활관리

전립선암의 방사선치료를 받는 환우분들은 대개 이전과 같이 일상생활을 하는 데 지장이 없다. 본래의 업무에 종사하여도 되고 운동을 하는 것에도 특별히 제한은 없다. 다만, 치료 부위 근처에 직접적인 자극이나 마찰이 심한 운동은 자제하는 것이 좋은데, 예를 들면 마라톤이나 장시간의 사이클링 등 회음부나 서혜부에 자극이 되는 운동은 삼가는 것이 좋겠다.

기름진 음식을 삼가고 채소와 과일을 다양하게 섭취하면서, 적절한 운동을 통해 건강 체중을 유지하는 것이 암의 예방과 재발 방지, 그리고 전신적 건강을 유지하는 데 도움이 된다. 특정 언론 등에 소개되는 희귀약품이나 독특한 운동법보다 오히려 이러한 기본적인 것들을 성실하게 지키는 것이 가장 도움이 된다고 많은 연구들이 이야기하고 있다.

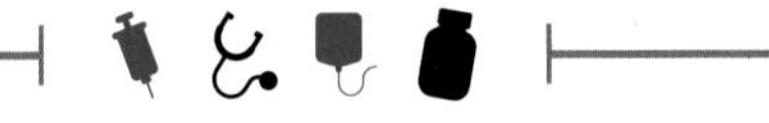

홍쌤의 전립선암과 방사선치료 요약

- 전립선암은 70세 이후에 주로 발생하는 암이며, 타 암종에 비해 진행이 느리고 예후가 좋은 편이다.
- 전립선암의 완치적 치료로는 수술과 방사선치료가 있으며, 이 두 치료의 완치율은 차이가 없다.
- 방사선치료는 요실금이나 발기부전과 같은 부작용이 수술에 비해 적다.
- 방사선치료는 보통 6~8주간 진행되며, 설사나 항문 출혈 등의 증상, 그리고 배뇨통이나 빈뇨와 같은 방광염 유사 증상이 주된 부작용이다.
- 방사선치료 중에도 일상생활이 평소와 같이 가능하며 본래의 업무에 종사하거나 즐기던 운동을 하는 것도 가능하다(단, 치료 부위에 지속적 자극이 되는 운동(마라톤, 사이클링 등)은 삼가는 것이 좋다).
- 특정 약품이나 독특한 운동법보다, 기름진 음식을 줄이고, 채소와 과일을 골고루 섭취하면서 운동을 통해 적정 체중을 유지하는 것이 암 예방과 재발 방지에 도움이 된다.

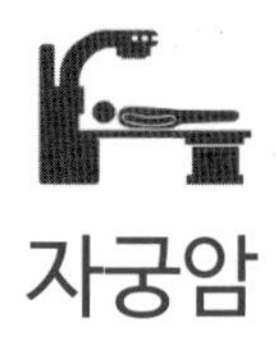

자궁암

*

자궁경부암과 자궁암의 종류들

자궁암이란 단어는 사실 여러 개의 암을 통칭하는 용어이다. 자궁에 발생하는 암은 자궁경부암, 자궁내막암, 난소암 등이 있으며 이 중 우리나라에서 가장 흔한 것은 자궁경부암이다. '경부'라는 단어는 목 부위를 뜻하는 단어인데, 자궁의 아래쪽 끝(자궁목) 주변에 생기는 암이라 하여 자궁경부암이라고 부르게 되었다.

자궁내막암은 자궁의 체부, 즉 몸통 부위의 안쪽 막에 생기는 암을 일컫는다. 고령이거나 비만, 출산을 하지 않은 경우, 유전적으로 자궁내막암의 가족력이 있는 경우 등에서 잘 발생한다. 이는 서양 국가들에서 자주 발생하는 암이며, 미국에서는 여성암 중 발병률 순위 5위에 해당하는 흔한 암이다. 자궁내막암의 주된 치료는 수술이며, 병기에 따라 추가적으로 방사선치료나 항암제치료를 시행한다.

난소암은 단어 그대로 난소에 발생하는 암이며, 위험요인은 자궁내막암과 유사한데 고령, 비만, 가족력, 출산하지 않은 경우 등이 발병과 관계있다. 병기에 따라 다르지만 주로 수술과 항암제를 이용하여 치료하며, 방사선치료는 잘 사용되지 않는다.

여기에서는 자궁암 중 우리나라에서 가장 흔한 암이며, 방사선치료를 주로 시행하는 질환인 자궁경부암에 대해 다루려고 한다.

*

자궁경부암의 위험요인과 예방

자궁경부암은 예방주사와 검진으로 예방할 수 있는 대표적인 암이다. 따라서 검진과 예방접종이 보편화되면서 발병률은 이전에 비해 감소하는 추세에 있다.

2016년에 발표된 국립암센터의 검진 권고안에 따르면, 20~74

세 사이의 여성은 3년마다 한 번씩 자궁경부암 검진을 시행하도록 권고하고 있다. 자궁경부암 예방접종은 9세에서 26세까지 가능하며, 최적 접종 연령은 15~17세이다. 자궁경부암 예방주사는 약 70%의 암을 예방할 수 있으므로 가능하면 맞는 것을 권장한다.

대표적인 자궁경부암의 위험요인은 흡연으로, 흡연 여성은 비흡연 여성에 비해 자궁경부암의 발병률이 2배가량 높다. 흡연은 자궁경부암뿐 아니라 폐암, 성대암 등 여러 가지 암과 관계가 있으므로 이들 암과 여타 호흡기질환의 예방을 위해 금연은 필수이다. 또한 자궁경부암은 성생활과 관계가 있는 암인데, 예방을 위해서는 첫 성경험의 연령을 늦추고 성교 대상자 수를 제한하고, 임신을 위해서가 아니라면 콘돔을 사용하는 것이 좋다.[56]

*

자궁경부암의 증상

자궁경부암의 가장 흔한 증상은 성교 후 질 출혈이며, 병이 진행됨에 따라 배뇨 곤란이나 배뇨통, 직장 출혈, 체중 감소, 하지부종 등의 증상이 발생할 수 있다.

*

자궁경부암의 방사선치료

자궁경부암은 초기에 발견되면 원추절제술(자궁경부 주변을 도려내는 시술) 혹은 자궁적출술 등 수술적 치료를 시행하게 된다. 암 덩이의 크기가 크거나, 주변 조직으로의 침윤이 있는 등 중기 이상의 자궁경부암은 방사선치료를 주치료로 시행하게 된다.

방사선치료의 효과를 높이기 위해서 항암제치료를 병행하기도 한다. 이때 방사선치료의 완치율은 수술(자궁적출술)과 같다. 단, 방사선치료를 시행하게 되면 불임의 가능성이 매우 높기 때문에 임신을 계획하고 있는 젊은 환자의 경우에는 수술을 시행할 수 있다.[57)58)]

자궁경부암의 방사선치료는 외부방사선치료와 근접치료(브라키테라피, brachytherapy)의 두 종류가 있다. 외부방사선치료는 우리가 일반적으로 방사선치료라고 알고 있는 그것인데, 치료대에 누워 있으면 방사선발생기가 움직이며 환부를 치료하는 것을 말한다. 외부방사선치료는 자궁의 암 병소와 전이의 가능성이 있는 임파절을 목표로 치료하며, 대개의 경우 주 5회씩 총 5~6주간 진행된다.

근접치료, 혹은 브라키테라피는 기구를 자궁 내에 삽입하여, 방사선동위원소를 암이 있는 부위에 거치시켜 치료 효과를 극대화하는 방법이다. 이 치료는 5~10회, 2~3주간 시행된다.

방사선치료 중에는 일상생활이 가능하며, 하고 있던 일이 있다면 본래의 업무에 종사하는 것도 무관하다. 운동에 대해서도 특별히 제한을 받지 않는다. 단, 치료 부위(서혜부나 회음부)에 지속적인 마찰이 발생하거나 자극이 심한 운동은 피하는 것이 좋다(마라톤, 사이클링 등).

*

부작용과 치료 후 관리

자궁경부암의 방사선치료 시 부작용으로는 방광이 방사선의 자극을 받아 생기는 방광염 유사 증상(빈뇨, 배뇨통, 잔뇨감 등), 직장이나 소장이 영향을 받아 생기는 설사, 심한 경우 혈변 등의 증상이 있다. 회음부나 서혜부 등 살이 겹치는 부위에는 가려움증이 생기거나 심하면 물집이 생기고 살이 벗겨지는 증상이 생길 수도 있다. 상기의 부작용들은 가능성이 있는 것이지 모든 환자들에게 발생하는 것이 아니므로 너무 두려워할 필요는 없다. 부작용은 치료

과정의 후반에서 치료 후 한 달 정도까지가 가장 심하고 그 이후에는 차츰 줄어든다. 드물지만 치료 후 6개월 이후에도 위와 같은 부작용이 발생하는 경우가 있다.

위와 같은 부작용은 대개 약물 복용이나 시간이 경과됨에 따라 호전되지만, 드물게 수술이나 시술 등의 조치가 필요하기도 하다.

방사선치료 후 2~3개월 후부터는 정상적인 성관계가 가능하다. 일시적인 출혈이나 통증이 발생할 수 있지만 이것이 암의 악화나 재발과는 관계가 없음을 알고 조심스럽게 시도하다 보면 차츰 증상은 감소한다. 질 확장기와 국소호르몬 연고 등을 사용하는 것도 질점막의 유착이나 위축 등을 감소시키고 성생활을 회복시키는 데 도움이 된다. 이들의 사용에 대해서는 담당의와 상의한 뒤 사용하기 바란다.

*

식습관과 생활습관

현재까지 자궁경부암의 발병이나 재발과 뚜렷하게 관계있는 음식은 밝혀진 바 없다. 따라서 일반적인 암 예방 권고안대로 채소와 과일을 골고루 먹고, 붉은 육류 대신 생선과 닭고기 섭취를 늘리고, 주기적으로 운동하여 적정 체중을 유지할 것을 권장한다. 흡연은 자궁경부암의 발병과 관계가 깊으므로 반드시 금연을 지켜야 한다.

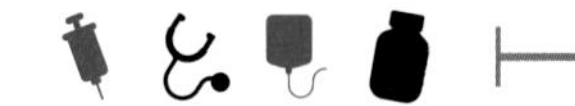

홍쌤의 자궁경부암과 방사선치료 요약

- 자궁경부암은 예방주사와 검진으로 예방할 수 있는 대표적인 암이다.
- 20세에서 74세의 여성은 3년마다 한 번씩 자궁경부암 검진을 시행하도록 권고된다(국립암센터 권고안).
- 자궁경부암 예방주사로 약 70%의 자궁경부암을 예방할 수 있는데, 15~17세가 최적 접종 연령이며 9~26세까지 접종 가능하다. 성경험이 있더라도 접종하는 것이 좋다.
- 자궁경부암의 가장 흔한 증상은 성교 후 질 출혈이며, 병이 진행되면 배뇨곤란, 배뇨통, 직장 출혈, 체중 감소, 하지부종 등이 나타날 수 있다.
- 자궁경부암의 치료는, 초기에는 원추절제술이나 자궁적출술을 시행하며, 중기 이후에는 방사선치료가 치료의 근간이 된다.
- 방사선치료의 완치율은 수술(자궁적출술)과 같다.
- 자궁경부암의 방사선치료는 5~6주간의 외부방사선치료와 2~3주간의 근접방사선치료로 이루어져 있다.
- 방사선치료 중에는 일상생활과 운동이 가능하다. 다만 치료 부위에 직접적이고 지속적인 마찰이나 자극이 되는 운동(마라톤, 사이클링 등)은 피하는 것이 좋다.

- 방사선치료의 부작용은 치료 중후반부에서 치료 종료 직후에 가장 심하며, 방광염 유사 증상(배뇨통, 빈뇨, 잔뇨감 등)과 설사, 혈변 등이 발생할 수 있다.
- 드물지만 치료 종료 후 6개월 이후에 부작용이 발생하는 경우도 있다.
- 대개의 부작용은 약물 복용이나 시간의 경과와 함께 호전된다.
- 치료 종료 후 2~3개월부터는 정상적 성관계가 가능하다. 일시적 출혈이나 통증이 있을 수 있지만 암의 악화와는 관계없으며 점진적으로 회복된다.
- 질 확장기와 국소호르몬제가 질 유착을 막고 성생활을 회복하는 데 도움이 될 수 있다.
- 자궁경부암의 예방과 뚜렷하게 관계있는 음식은 아직까지 알려진 바 없다. 따라서 채소와 과일을 골고루 섭취하고, 붉은 육류의 섭취를 줄이고 생선과 닭고기 섭취를 늘리는 한편 주기적인 운동을 통해 적정 체중을 유지하고 금연하는 등 일반적 암 예방 수칙을 지키는 것을 권고한다.

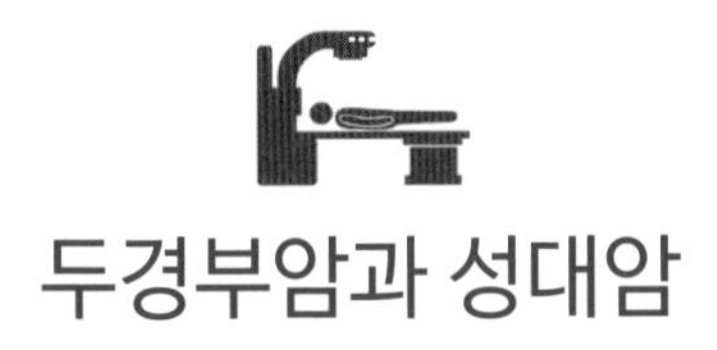

두경부암과 성대암

*

두경부암과 성대암의 증상

두경부암은 구강, 인두, 후두, 코 등 입과 코에서부터 공기가 들어와 통과하는 통로가 되는 모든 부분에 생기는 암을 말한다. 성대암은 그중 후두에 생기는 암을 특징적으로 일컫는 말이며, 넓은 의미에서는 두경부암의 일종이기도 하다.

두경부암은 흡연과 관계가 매우 깊다. 이들 암은 발생빈도는 낮은 편이지만, 수술이 어렵고 발병하였을 때 고통이 심하다. 두경부암의 예방에 있어 가장 중요한 것은 금연이다.

두경부암은 목과 쇄골 상부 임파절에 잘 전이하는 특성이 있어서, 목이나 쇄골 상부에 동그랗게 만져지는 임파선염이 먼저 발생하기도 한다. 구강암이나 설암은 입안이나 혀에서 눈에 보이는 종양이 관찰되기도 한다.

성대암의 대표적인 증상은 쉰 목소리이다. 50대 이상의 흡연자에게서 목소리가 쉬는 증상이 갑자기 발생한다면 반드시 이비인후과 검진을 받아야 한다.

*

두경부암과 성대암의 방사선치료

두경부암은 구강암이나 설암처럼 입안으로 보이는 암을 제외하면 수술적 접근이 상당히 어렵다. 인두나 후두라 하면 목구멍 저 깊숙한 곳인데, 여기까지 손과 칼이 닿는 것도 어렵고 또한 얼굴 주변에 수술 상처가 남게 된다는 단점도 있다. 따라서 일찍부터 방사선치료가 수술의 대안으로 사용되어 왔으며, 두경부암은 방사선에 민감한 암세포로 이루어져 있기 때문에 여러 두경부암에서 표준치료로 방사선치료가 사용되어 왔다.

구강암이나 설암의 경우는 수술적 치료가 우선되며, 수술 후 완전히 암을 제거하지 못했거나 임파절 전이가 있는 등 재발의 위험이 큰 경우에는 수술 후 방사선치료를 시행하기도 한다. 인두나 후두암의 경우에는 동시화학방사선치료(항암제와 방사선치료를 동시에 시행)를 하는 것이 표준치료이며 이는 수술과 유사한 수준의 완치율을 갖는다. 성대암의 경우 1기나 2기의 초기암은 방사선만으로 90% 이상 완치가 가능하며, 3기 이상의 암은 동시화학방사선치료를 시행하게 된다.

요약하면, 구강암과 설암을 제외한 대부분의 두경부암은 방사선치료 혹은 동시화학방사선치료가 표준치료이며, 완치율은 수술과 유사하다. 질병의 양태나 병원의 상황에 따라 수술도 고려될 수 있다(우리나라는 외과의사들의 기술이 세계적으로 우수한 편이므로, 두경부암과 같이 수술적 접근이 어려운 암에서도 수술이 시도되기도 한다).

두경부암의 방사선치료는 주로 완치를 목표로 하는 치료이므로, 처방되는 선량도 높고 치료 기간도 다른 암에 비해 6~7주 이상으로 긴 편이다. 가장 흔한 부작용은 침마름인데, 이것은 양쪽 귀 아래에 있는 침샘이 다른 장기에 비해 방사선에 예민하기 때문에 발생한다.

침이 나오지 않게 되면 음식의 맛도 느끼기 어렵고, 충치도 잘 생기는 등 대단히 불편하다. 그러나 세기조절방사선치료라는 기술이 2000년대부터 도입되면서 이 부작용은 많이 감소하였으며, 우리나라에서는 2010년부터 건강보험이 적용되어 현재 대부분 두경부암 치료에는 세기조절방사선치료를 이용한다. 이에 따라 침마름으로 인한 고통은 과거에 비해 많이 줄어들었다.

두경부암의 방사선치료 시에는 구강이 치료 범위에 포함되는 경우가 많고 구강점막은 방사선에 약한 편이라 입안이 허는 증상이 발생할 수 있다. 성대나 인두암을 치료하는 경우에는 목이 쉬는 증상도 발생할 수 있다.

이러한 증상들은 치료 중후반에서 치료 직후에 가장 심하고, 시간이 지날수록 점차 완화된다. 대부분의 부작용은 보조약품을 사용하여 도움을 받을 수 있고 시간의 경과에 따라 차츰 회복된다. 드물지만 치료 후 6개월 이후에도 위와 같은 부작용이 나타나는 경우도 있는데 이를 '만성부작용'이라고 한다.

* 두경부암의 방사선치료와 치과치료

두경부암으로 방사선치료를 받고 있거나 받았던 환자분들은 치과 진료 전에 방사선치료를 진행하였던 담당의와 상의하는 것이 좋다. 두경부암은 방사선치료 시 치아 부분에 방사선이 조사될 수 있는 대표적인 암이기 때문이다.

그렇지만 두경부암의 방사선치료를 했다고 해서 치과치료를 할 수 없는 것은 아니다. 턱관절이나 치아가 방사선치료 범위에 포함되지 않았던 경우에는 방사선치료가 치과 진료의 위험을 증가시키지 않으며, 또한 출혈을 동반하지 않는 가벼운 수준의 치과 진료는 방사선치료와 관계없이 진행될 수 있다.

*

식습관과 생활관리[59][60][61][62]

두경부암은 무엇보다 담배와 연관성이 깊으며 흡연자의 경우 비흡연자에 비해 발병률이 10배 이상 높다. 음주와도 관계가 있으며, 특히 술과 담배를 함께하는 경우는 위험률이 더욱 높아진다. 술의 경우는 많은 양을 마실수록, 그리고 독주(알코올 함량이 높은 위스키나 고량주 등)를 마실수록 위험도가 더욱 높아진다고 보고되어 있다.

세계암연구재단과 미국암협회의 보고서에 따르면, 과일과 채소의 섭취는 두경부암의 위험을 낮춘다는 보고가 있다. 따라서 두경부암의 발병 예방과 재발 방지를 위해서는 술과 담배를 금하거나 줄이고, 채소와 과일의 섭취를 늘리는 것이 도움이 되겠다.

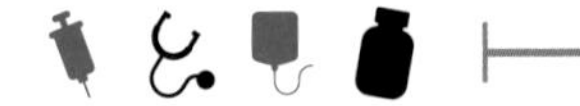

홍쌤의 두경부암과 방사선치료 요약

- 두경부암은 구강, 인두, 후두, 코 등 입과 코에서 공기가 통과하는 통로가 되는 모든 부분에서 발생하는 암을 일컫는다.
- 50대 이상의 흡연자에게서 목소리가 쉬는 증상이 갑자기 발생하면 성대암일 가능성이 있으므로 이비인후과 검사를 받아야 한다.
- 구강암과 설암은 수술적 치료가 우선적으로 고려되며, 그 이외의 두경부암(인두암, 후두암, 성대암 등)은 방사선치료나 동시화학방사선치료가 표준치료로 수술과 유사한 완치율을 보인다.
- 두경부암의 방사선치료는 완치를 목적으로 많은 선량을 조사하기 때문에 대개 6~7주가량 진행된다.
- 두경부암의 흔한 부작용으로는 침이 마르고, 입안이 헐고, 목이 쉬는 등의 증상이 있다. 과거에는 특히 침마름으로 인한 불편이 주된 부작용이었으나 방사선치료의 기술발전과 함께 빈도가 많이 감소하였다.
- 두경부암 방사선치료를 받은 환자들은 치과 진료 전에 방사선치료 담당의와 상의하는 것이 좋다.
- 흡연자는 비흡연자에 비해 두경부암 발병률이 10배 이상 높고, 음주도 두경부암의 발병과 관계가 깊다. 술과 담배를 함께하면 위험률은 더욱 높다.

- 술을 더 많이 마실수록, 독주(알코올 함량이 높은 술. 위스키, 고량주 등)를 마실수록 위험도는 더 높다.
- 채소와 과일의 섭취는 두경부암의 발병 빈도를 낮춘다.

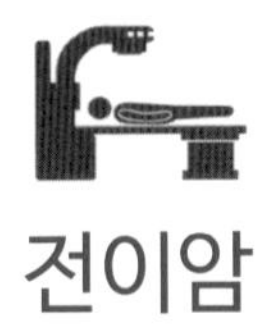

전이암

*

전이암(뼈 전이, 뇌 전이 등)의 방사선치료

여기서 말하는 전이암은 임파절 전이가 아닌, 혈행성 혹은 원격 전이라고 알려져 있는 상태를 말한다. 즉, 암세포가 혈관 내로 침투하여 본래의 장기 이외에도 퍼져 있는 상황이다. 이 경우를 암의 병기 분류에서는 4기로 분류하고, 일반적으로 말기암이라고도 한다.

*

전이가 되면 모두 다 시한부 인생인 건가?

대중매체의 영향 때문에, '말기암 = 시한부 인생'이라는 공식이 성립되어 있는 듯하다. 대부분의 대중매체적 언급이 그렇듯 이 공식은 늘 들어맞진 않는다.

20~30년 전에 작성된 예전 의학 교과서들을 보면 전이된 암의 기대여명을 6개월 이내로 적어둔 책들이 많다. 아직까지도 일부 의사들은 이런 과거의 지식에 근거하여, 전이암 환자들의 여명에 대한 질문에 6개월 이내라는 막연한 대답을 하기도 한다. 그러나 이것은 현재에 와서는 사실이 아니다(최근의 의학 교과서에서는 이와 같은 내용이 대부분 사라졌다).

*

전이암에도 정도가 있다

과거에는, 앞서 말했듯 불과 20~30년 정도 전까지만 해도 원격전이가 되면 의학적으로도 말기이고, 더 이상 치료의 수단이 별로 없으며, 6개월 이상을 넘기기가 어렵다고 이야기했었다. 어떤 형태의 원격 전이라고 해도 말이다.

그렇다면, 예를 들어 팔뼈에 1cm 정도의 전이 종양만 있는 암 환자와 뇌, 폐, 척추, 간 등에 전신적으로 전이가 퍼져 있는 상태의 환자가 비슷한 상황이란 말인가?

답은 "아니다"이다. 원격 전이가 있다고 하더라도 전이된 부위가 3개 이하로 적으며, 전신적으로 퍼져 있지 않을 때 이를 소전이(oligometastasis)라고 하는데, 이런 경우에는 국소적 치료(수술, 방사선치료 등)를 하면 수년 이상 장기생존이 가능한 경우도 적지 않다. 항암제의 종류도 20여 년 전과 비교했을 때 셀 수 없이 다양해져서, 처음 사용한 항암제에 암이 잘 듣지 않더라도 추가적으로 사용할 수 있는 약의 종류가 많아졌다.[63)64)]

따라서 전이된 상태라 하더라도 희망을 잃지 않고 치료받는 것이 중요하다.

*

뼈 전이

혈행으로 침투한 암세포는 혈액이 많이 공급되는 장기에 잘 전이하는 습성이 있다. 뼈는 일반적인 통념과 달리, 혈행이 많이 공급되는 장기 중 하나이다. 따라서 뼈 전이는 암 전이의 가장 흔한 형태 중 하나다.

방사선치료는 뼈 전이로 인한 통증을 완화시키기 위해 사용되기도 하고, 척추나 허벅지뼈 등의 전이가 악화되지 않게끔 함으로써 직립 및 보행의 기능을 유지시켜주기 위해 사용되기도 한다. 특히 척추에 암이 전이된 경우 전이암이 척수를 압박하게 되면 척추 통증, 팔다리의 감각 혹은 힘이 떨어지거나 대소변 조절이 잘 안 되는 등의 증상이 발생할 수 있는데, 이 경우에는 응급하게 방사선치료가 시행되어야 한다. 전이로 인한 신경 증상이 발견되고 나서 최대한 빨리 치료할수록 회복이 잘 되기 때문이다.[65)66)]

뼈 전이의 치료는 1~2주간 진행되며, 치료받는 환자의 약 70% 정도는 통증의 완화를 경험한다. 뼈 전이의 방사선치료는 암의 완치를 목표로 하는 치료가 아니므로 일반적으로 높은 선량을 사용하지 않으며, 부작용은 적은 편이다.[67)68)]

뇌 전이

뇌는 몸에서 가장 중요한 기관인 만큼 혈행도 풍부하고, 암이 잘 전이되는 기관 중의 하나이다. 뇌에 전이된 암은 커지게 되면 통증뿐 아니라 여러 가지 심각한 신경 증상을 야기하기 때문에, 발견되는 대로 방사선치료를 하여 전이된 종양의 생장을 최소화하는 것이 필수이다.

뇌로 이어지는 혈관에는 혈뇌장벽(blood-brain barrier)이라고 일컬어지는 일종의 거름막이 있어, 복용하거나 주사로 공급된 대부분의 약들이 뇌에 있는 종양까지 잘 도달하지 못한다. 따라서 뇌에 전이된 종양의 치료에는 방사선치료나 수술이 중요한 역할을 한다.

뇌 전이의 병소가 많지 않은 경우에는 수술이나, 혹은 정위방사선치료라고 불리는 치료기법을 시도할 수 있다. 이는 10회 이상 치료하는 일반적 방사선치료와 달리 치료의 범위를 정밀하게 좁히고 높은 방사선량을 집중시켜 짧게는 1회, 길게는 3~5회 미만으로 치료하는 기법을 말한다. 정위방사선치료의 효과는 수술적 절제와 유사한 수준이다.

병소의 개수가 많거나, 혹은 치료적 접근이 어려운 부위에 있는 경우(병소가 깊숙이 있어 수술적 접근이 어렵거나, 혹은 방사선에 민감한 뇌 부위 근처에 있는 경우)에는 뇌 전체에 방사선치료를 시행하는 전뇌방사선치료를 시행한다. 일반적으로 전뇌방사선치료는 2주간 시행된다. 전뇌방사선치료 후에는 가벼운 수준의 인지장애 등을 호소하는 경우가 있으나, 대부분은 눈에 띄는 큰 부작용 없이 치료를 마치고 지낼 수 있다.[69)]

*
폐 전이, 간 전이 혹은 다른 장기의 전이

폐와 간은 몸 안에 있는 장기 중 혈행이 많은 편이며 장기 자체의 크기도 크다. 이들 또한 암의 전이가 잘 발생하는 장기들이다. 폐나 간에 전이가 있을 경우, 만약 다른 부위에 전이가 없고 전이된 암의 개수가 많지 않다면 수술적 절제나 정위방사선치료를 시행할 수 있다. 이러한 소전이가 성공적으로 절제되거나 치료된 경우에는 전이암이라도 수년 이상 재발 없이 지내는 경우도 있다.

전이된 병소의 개수가 많거나 다른 여러 장기에도 암이 퍼져 있는 경우에는 수술이나 방사선치료 같은 국소적 치료보다는 항암제치료가 주된 치료가 된다. 방사선치료는 전이된 병소가 통증이나 출혈 등의 증상을 유발하는 경우, 이를 줄이기 위한 목적으로 사용된다.

치료의 효과 면에서는 방사선치료를 받은 환자들의 60~80% 정도가 증상의 완화를 경험한다. 일반적으로 5~10회, 1~2주 이내로 치료하며 대개 많은 양의 방사선을 사용하지 않으므로 부작용은 적은 편이다.[70)71)]

* 포기는 금물

전이된 상태의 암, 혹은 4기라고 해도 모두 똑같은 상태의 암이 아니며 질병의 상태는 매우 다양하다. 최근에는 정위방사선치료 등 국소적 치료의 발달과, 새로운 항암제들이 개발되어 치료 방법이 이전보다 훨씬 다양해졌으므로 담당 의사와 협의 하에 포기하지 않고 적극적으로 치료하는 것이 중요하겠다.

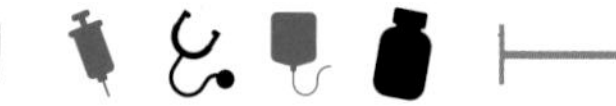

홍쌤의 전이암과 방사선치료 요약

- 전이암이라고 해서 모두 6개월 이내의 시한부 인생인 것은 아니며, 특히 전이된 부위가 3개 이하이며 여러 장기에 전신적으로 퍼지지 않은 소전이(oligometastasis)의 경우에는 국소적 치료(수술, 정위방사선치료 등)로 전이를 제거한 뒤 장기 생존하는 경우가 적지 않다.
- 뼈 전이의 경우, 방사선치료는 1~2주간 진행되며, 70% 정도에서 통증의 완화를 경험한다.
- 척추에 전이된 암이 신경을 눌러 증상이 발생하는 경우(척추 통증, 팔다리의 감각, 힘이 떨어지거나 대소변 조절이 잘 안 되는 등) 전이 부위 이하로 마비가 발생할 수 있으므로 급히 방사선치료를 시행해야 한다.
- 뇌에 발생한 전이암에는 약이 잘 전달되지 않으므로 방사선치료나 수술의 역할이 중요하다. 전이 병소의 개수가 많지 않고 치료하기 좋은 위치에 있는 경우에는 수술 혹은 정위방사선치료 등의 국소치료가 가능하며, 그렇지 않은 경우에는 전뇌방사선치료를 시행하게 된다.
- 정위방사선치료(stereotactic body radiotherapy, SBRT)는 10회 이상 치료하는 일반적 방사선치료와 달리, 치료의 범위를 정밀하게 좁히고 높은 방사선량을 집중시켜 짧게는 1회, 길게는 3~5회 미만으로 치료하는 기법

을 말한다.

- 폐나 간 등 다른 장기에 전이된 경우에도 병소의 수가 적고 여러 장기에 전이된 것이 아니라면 수술이나 정위방사선치료 등을 시도할 수 있다.
- 전이된 병소가 많거나 여러 장기에 퍼져 있는 경우에는 항암제치료가 주된 치료가 된다. 이때는 출혈이나 통증이 있는 부위에 국소적으로 방사선치료를 시행할 수 있다.

PART 4

암 예방을 위한 식습관과 생활습관 총정리

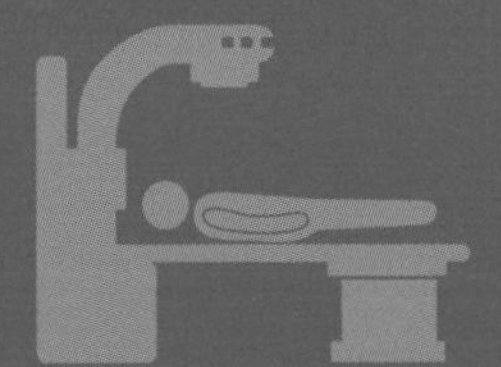

r a d i a t i o n   t h e r a p y

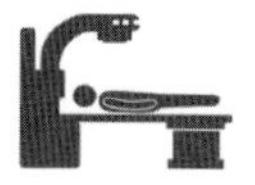

암 예방을 위한 식습관과 생활습관 총정리

암은 국내 사망 원인 1위의 질병이다. 가까운 친지나 지인 중에 암 경험자나 그 보호자가 없는 사람은 거의 없다. 그런데 암은 병 자체도 고통스럽고, 치료의 과정도 고통스럽다. 괴랄하게도 암세포라는 놈은 우리 몸 안에서 피를 받아먹고, 우리의 신경계와 연결되어 있는 우리 몸의 세포이기 때문이다.

수많은 학자들이 암을 이겨내기 위해 수 세기 동안 연구에 연구를 거듭해왔다. 로봇으로 수술을 할 수 있고, 표적치료제가 개발되고 상용화되었으며, 정밀한 선택적 타격으로 도려낸 것만큼이나 효과가 좋은 방사선치료도 생겼다.

암 치료기술이 이렇게 빠르게 발달해 온 반면에, 암 예방과 관련된 식습관이나 생활습관에 대해서는 연구된 바가 적었다. 많은 의학자들은 그것은 의사가 아닌 영양사나, 혹은 다른 보건학계의 영역이라고 생각하기도 하였다. 상대적으로 경제적 유익이 기대되지 않는 분야이기 때문에 더 관심을 끌지 못했던 것이기도 하다. 앞으로는 관련 분야에 대한 연구가 더욱 활성화되기를 기대해본다.

1981년 미국 보건국에서는 음식과 흡연이 각각 암 발생 원인의 3분의 1씩을 차지한다고 통계적으로 추정하여 보고하였다. 놀랍게도 2014년에 발표된 임상연구에서는, 세계암연구재단과 미국암협회의 식습관·생활습관 권고안을 잘 따른 인구군이 그렇지 않은 인구군에 비해 암 사망률이 60% 낮았던 것을 발표하였다. 35년 전 추정으로 짐작했던 원인이 실제 임상연구에서도 그만큼의 의미를 드러낸 것이다.

암을 예방할 수 있는 방법이나 음식에 대해서는 정보가 넘친다. 근거가 부족한 정보, 신뢰도가 명확하지 않은 논문을 인용하는 정보, 상식에 의존하는 정보 등 정보의 수준도 참으로 다양하다.

이에 필자는 이 장의 뒷부분에 세계암연구재단과 미국암협회의 식습관·생활습관 권고안(바로 위에 언급한 연구에서 암 사망률을 60% 감소시켰던)의 최신판을 번역해 정리해두고자 한다. 이 권고안은 지금까지 필자가 읽어본 내용 중 가장 근거가 과학적이며 정리가 잘 되어있다.

사실 이 식습관과 생활습관 권고안은 우리가 상식적으로 알고 있는 내용과 크게 차이가 나지 않을 수도 있다. 그러나 중요한 것은, 막연하게 알고 있는 것과 근거를 가지고 명확하게 알고 있는 것은 그 실천력에 차이가 있다는 점이다. 주변에 암 경험자가 있다면, 혹은 본인이 암 경험자라면 이 부분을 반복적으로 읽고 이해하기 쉽도록 정리하여 실천할 수 있도록 하는 것이 좋겠다.

주의할 점은, 이 식습관과 생활습관은 평생에 걸쳐 교정하고 생활화하는 것이지 이것을 통해서 이미 발병한 암을 치료하는 것이 아니라는 점이다. 따라서 현재 암을 경험하고 있는 분이라면 주어진 치료를 성실히 받는 것이 무엇보다 중요하며, 치료 이후 체력을 회복한 뒤 식습관과 생활습관을 꾸준하게 교정해야 한다.

중요하므로 다시 한 번 말하겠다. 발병한 암을 음식으로 치료할 수는 없다. 발병한 암은 항암 치료로 고쳐야 한다. 식습관과 생활습관은 단기간 시행하는 것이 아니라 평생에 걸쳐 지키는 것이다. 또한 그것은 암 예방뿐 아니라, 여러 만성질환을 포함한 전반적인 심신 건강 증진에 도움이 된다.

아래의 내용은 다소 학술적이고 어려울 수 있으나, 개인적 사용뿐 아니라 학술적, 보건적으로도 활용할 수 있도록 가급적 원문에 충실하고 내용의 손실이 없도록 기술하였다.

아무쪼록 이 책을 읽고 좀 더 많은 사람들이 암의 공포와 고통에서 벗어날 수 있다면 더할 나위 없이 기쁘겠다.

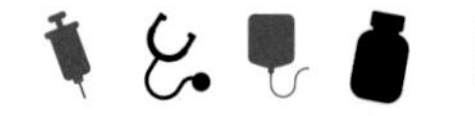

세계암연구재단의 암 예방 가이드라인
(Cancer Prevention Recommendation, World Cancer Research Fund International)72)

1. 비만 관리

- 만 21세 이후에는 *체질량지수(Body mass index, BMI)가 *정상 범위 안에 있게 할 것.
- 성인기 전체에 걸쳐 체중이나 허리둘레가 늘지 않도록 관리할 것.
- 소아, 청년기에도 비만하지 않도록 관리하고 성인(만 21세)이 되는 시기에 정상 체질량지수 범위 중 낮은 수치(lower end of the normal BMI range)에 이르게 할 것.

*체질량지수 : 몸무게(kg)÷키(m)의 제곱(예 : 키가 170cm이고, 몸무게가 80kg인 사람의 BMI는 $80 \div 1.7^2 = 27.7$)

*체질량지수의 정상 범위는 WHO 기준으로 18.5~25를 의미한다.

2. 운동

- 중등도 운동(속보와 유사한 운동량을 가진 운동)을 매일 30분 이상씩 한다. 직업, 집안일, 레저활동 등에 이러한 운동을 병합하는 것도 좋다.
- 체력이 가능하다면 60분 혹은 그 이상의 중등도 운동(속보 정도의 강도

를 가진 운동)을 하거나 혹은 30분 정도의 강렬한 운동(속보 이상의 강도를 가진 운동)을 매일 한다.

- TV를 장시간 보며 앉아 있거나 누워 있는 것과 같은 비활동적 생활습관을 피한다.

3. 고열량 음식의 제한

- 고열량 음식(100g당 225~275kcal가 넘는 음식)의 섭취를 줄일 것.
- 설탕이 첨가된 음료의 음용을 피할 것(달콤한 과일주스도 제한적으로 음용할 것).

4. 채소의 섭취

- 여러 종류의 과일이나 *비전분성 채소를 하루 최소 5인분(약 400g) 섭취할 것.
- 가급적 매 식사에서 전곡류(현미, 통밀, 통보리 등)나 견과류를 함께 섭취할 것. 전곡류나 견과류는 매일 25g 이상의 섭취를 권장함.
- 정제된 곡류(도정미 등)의 섭취를 줄일 것.

*비전분성 채소 : **감자나 고구마 등 탄수화물이 주성분이 아닌, 배추과 채소(무, 배추, 양배추 등), 파속 채소(양파, 파, 마늘 등), 잎채소(시금치, 치커리, 청경채 등)를 의미한다.**

5. 동물성 음식의 섭취

- 붉은 육류(소, 돼지, 양고기 등)는 일주일에 500g 이하로 섭취를 줄일 것.
- 햄, 소시지, 훈제 육류 등의 가공육류는 가능한 먹지 말 것.

6. 음주

- 암 예방을 위해서 가장 좋은 방법은 술을 마시지 않는 것이다.
- 술을 마시는 사람은 국가별 가이드라인에 따라 음주량을 제한하기를 권고한다.

  (우리나라는 아직까지 공식적으로 발표된 음주 제한량이 없다. 다만, 아시아에서는 일본과 홍콩에서 발표된 바가 있는데, 하루 20g 이하의 알코올 섭취를 권고한다. 이는 맥주 500cc(4% 도수의 맥주 기준), 소주 약 1/3병(18% 도수의 소주 기준)에 해당한다)

7. 저장음식의 섭취(염장음식, 젓갈 등)

- 염장음식(젓갈류, 절인 생선 등)의 섭취를 줄일 것.
- 하루 소금 섭취량을 6g(나트륨 2.4g) 이하로 할 것.

8. 영양보조제(dietary supplements)

- 암 예방을 위한 영양보조제의 섭취는 일반적으로 권장되지 않음(단, 특정 영양의 결핍 상태 등에서는 상황에 따라 섭취할 수 있음).

9. 모유 수유

• 생후 6개월까지는 모유 수유만으로 영양을 공급하고 이후에는 이유식과 함께 모유 수유를 한다(원문 : Aim to breastfeed infants exclusively up to six months and continue with complementary feeding thereafter).

10. 암 경험자의 식습관·생활습관 관리

• 암 경험자의 식습관과 생활습관 관리는 위에 언급한 암 예방을 위한 권고안을 같이 따르면 된다.

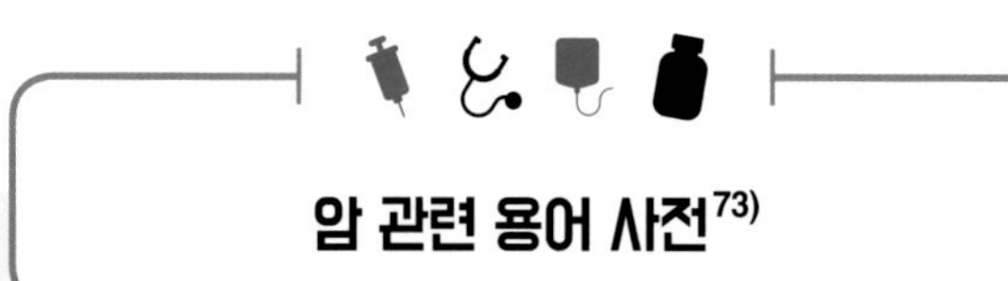

암 관련 용어 사전[73]

혹

흔히 혹, 암, 종양 등의 용어를 혼동해서 쓰는 경우가 많다. '혹'은 정확한 의학용어는 아니지만 인체의 장기에 생기는 모든 덩어리를 통칭하는 일반적 용어다. 병원에서 검진을 하고 나면 "자궁에 혹이 있다", "간에 물혹이 있다", "난소에 물혹이 있다" 등의 이야기를 쉽게 들을 수 있다. 이 혹이라는 용어는 인체에 별다른 문제를 일으키지 않는 물혹, 천천히 자라며 전이나 타 장기로 잘 침범하지 않는 양성종양, 전이를 하여 생명을 위협할 수 있는 악성종양 혹은 암, 그 외에 근육이 과생장해 생기는 근종 등 '체내의 모든 장기에 발생하는 비정상적인 덩어리'를 통칭하는 단어라고 할 수 있다.

종양

종양은 인체 조직이 다양한 원인으로 인해 과잉으로 혹은 자율적으로 성장하는 것이며, 일반적으로 생체에 이롭지 않다. 영어로는 'neoplasia(신생물)'라고 하며, 요약해서 말하면 '몸에 생기는 비정상적으로 자라나는 덩어리'라고 이야기할 수 있겠다.

양성종양

앞서 설명한 종양들 중에서 생장이 느리고 타 장기로 침윤이나 전이를 하지 않는 부류를 일컫는다. 보통 이들은 '종'이라고 접미어를 붙여 부르는 경우가 많다(지방종, 섬유종 등). 대개의 경우 이들은 생명을 위태롭게 하지 않는다.

악성종양

앞서 설명한 종양들 중 성장이 빠르고 타 장기로 침윤이나 전이를 하여 생명에 위험을 초래할 수 있는 부류를 일컫는다. 그리고 이들 악성종양을 대개 '암'이라고 일컫는다. 암은 자라나면서 주변 임파절로의 전이, 주변 장기로의 침범, 혈관을 타고 타 장기로 전이(원격 전이 혹은 혈행성 전이)할 수 있다. 대개의 경우 먼저 임파절을 침범하고 더 말기로 진행하면서 타 장기로의 혈행성 전이를 하게 된다. 아무런 주변 침범이 없는 경우와 임파절로의 전이만 있는 경우에는 완치를 목적으로 치료할 수 있다.

임파절 전이

임파절 전이란 암세포가 원발 장기 주변의 임파절을 침범해 발견된 경우다. 임파절은 전신에 분포하는 면역기관으로서 림프관에 의해 서로 연결되어 있다. 대개의 암은 발생한 장기 주변의 임파절로 먼저 전이가 되고, 이후에 원격 전이 혹은 혈행성 전이를 한다. 암 주변의 임파절은 면역기관으로, 암세포가 더 이상 퍼져나가지 못하도록 잡아주는 역할을 하기도 한다.

원격 전이, 혈행성 전이

원격 전이는 영어로는 'distant metastasis'인데, 번역된 용어 느낌이 있어 다소 생소하다. 원격 전이와 혈행성 전이는 개념이 대부분 겹치는데, 혈행성 전이는 암이 진행하여 암세포가 혈관 내로 침입해 전신적인 침범 상태가 된 것을 의미한다. 원격 전이는 이렇게 혈액을 타고 혈행성으로 전이된 세포가 인접하지 않은 타 장기에 전이된 것을 의미한다(예 : 폐암의 뇌 전이, 자궁암의 폐 전이 등). 혈관 분포가 많은 간, 뇌, 폐 등은 특히 원격 전이가 잘 되는 기관들이며, 뼈로 전이되는 경우도 많다.

초기암, 말기암

일반적으로 암의 기수는 크게 4개의 기수로 나누어진다. 몇 기까지를 초기암, 몇 기까지를 말기암으로 나누도록 정해져 있는 것은 아니다. 대부분의 암에서 4기의 경우는 주변 장기로의 침윤이나 혈행성 혹은 원격 전이가 있는 경우를 말하며, 이때의 상태를 보통 '말기암'이라고 이야기한다. 혈행성 혹은 원격 전이가 있는 경우는 암세포가 전신에 퍼져 있을 가능성이 높으므로 수술이나 방사선 같은 국소적 치료보다는 전신에 작용할 수 있는 항암제가 치료의 중심이 된다.

초기암은 보통 1기 혹은 그 이전의 암을 이야기하며, 이 시기에는 전이가 없고 암이 원발 부위에 국한되어 있으며 크기도 작은 경우가 많다. 이 시기에 발견해서 적절한 치료를 하게 되면 생존율이 높아진다.

항암 치료, 항암화학 치료, 항암제치료

이 세 용어는 우리나라에서는 모두 같은 의미로 사용된다. 암의 치료법에는 여러 가지가 있지만 가장 대표적인 치료법으로는 수술, 방사선, 항암제의 세 가지가 있다. 이 중 항암제치료를 흔히들 '항암 치료', '항암한다' 또는 '항암주사 맞는다'라고 일컬으며, 항암화학 치료는 의학용어인 'chemotherapy'를 번역한 용어다.

표적치료

암이 유전자 이상 과정 등을 거쳐 생성되면서 돌연변이 수용체나 성장촉진인자 등 특정한 생체물질을 만들어내는 것을 이용해 정상세포는 다치지 않고 암세포의 특정 생체물질을 겨냥해 작용하도록 만들어진 항암제를 '표적치료제'라고 한다. 기존의 항암제보다 정상세포에 피해를 덜 끼치니 부작용이 적을 수 있다는 장점이 있다.

표적치료제는 현대 의학계의 핫이슈(hot-issue)이며, 이제 걸음마를 떼고 비로소 맹렬히 연구되는 단계라고 볼 수 있다. 아직까지는 기존 암 치료의 패러다임을 완전히 바꿀 만큼 성과를 거두지 못했으나 추후 연구와 임상적 적용의 확장을 통해 암을 정복하는 데 있어 획기적인 역할을 할 것으로 기대되고 있다.

5년 완치

일반적으로 암 치료 완료 후 5년간 재발이 없는 경우에 '5년 완치'라는 용어를 많이 쓴다. 엄밀히 말하면 '5년 완치'라는 용어보다는 '5년간 재발하지 않았음'이라고 말하는 것이 맞다. 대개 암의 재발은 암 치료 후 1~2년 내에 발생하므로 5년 정도 재발하지 않았으면 추후 재발할 가능성은 낮다. 하지만 드물게 5년 이후에도 재발하는 경우가 있다. 그런데 이런 개념을 모든 사람들이 명확히 이해하기는 어려우므로 병에 대한 지나친 우려를 덜기 위해 의사들도 '5년 완치'라는 용어를 사용해 환자들에게 설명하기도 한다.

방사선치료와 방사능

방사선치료는 암의 세 가지 주요 치료법 중 하나인데 우리나라에서는 비교적 생소한 개념이다. 고선량의 엑스레이가 암세포를 투과하여 DNA에 손상을 입혀 사멸하도록 만드는 암 치료 방법이며, 정상 장기에는 최소한의 방사선이 노출되게 하고 암세포에 방사선을 집중시키는 것이 기술의 핵심이다. 종양의학과 방사선물리학, 방사선생물학 등 다양한 학문이 공조하여 연구하고 있는 분야다.

일반적인 사람들의 우려와 달리 방사선치료를 받는다고 해서 모든 환자들이 머리카락이 빠진다거나 하는 것은 아니다. 대개 방사선치료는 치료를 받은 부위에 국한되어서만 부작용이 발생한다(머리에 치료를 받을 경우 탈모가 발생할 수 있고, 복부에 치료 시 위장관계 부작용, 골반에 치료를 받을 경우 요로계 혹은 배변에 부작용이 생길 수 있다).

방사선치료는 수술과 그 역할이 겹치는 경우가 많다. 따라서 전립선암, 두경부암을 포함한 여러 암들에서 완치 목적의 치료로 수술과 방사선치료 중에서 환자와 의료진의 상의 하에 선택하는 경우도 있다.

다음으로 방사능과 방사선의 차이에 대해 알아보자. 많은 사람들이 이 두 단어를 혼동하여 사용하며 오해하는 경우가 많다. 방사능의 사전적 의미는 '방사선을 만들 수 있는 능력'이다. 불안정한 원소의 원자핵이 내부로부터 스스로 붕괴하며 방사선을 방출하는 능력을 '방사능'이라 하며, 방사능과 방사선은 표기하는 단위도 다르다. 라듐, 세슘 등의 방사성원소 물질들은 방사능을 가지고 있으며, 이들의 원자핵이 붕괴하며 내뿜는 베타선(β-ray), 감마선(γ-ray) 등의 선이 방사선이다. 엑스레이도 방사선의 일종이나 베타선이나 감마선처럼 자연원소에서 나오는 것이 아니라 인공적으로 만들어진 방사선이라는 차이가 있다.

엑스레이를 사용한 방사선치료는 방사능 물질을 사용하는 것이 아니므로 주변 사람들에게 방사선을 내뿜거나 하지 않는다. 따라서 방사선치료 시 격리되거나 가족과 떨어져 지낼 필요는 없다. 단, 갑상선암의 방사성요오드 치료는 체내에 방사성물질(방사능을 가진 물질)을 주입하여 치료하는 것이므로 주변에 방사선을 방사할 수 있다. 따라서 담당의와 잘 상의하여 주위 사람들에게 방사선으로 인한 피해를 주지 않도록 주의사항을 지켜야 한다.

마치는 글

방사선치료의 도움을 받고자 하는 모든 분들에게

암은 잘 알려져 있듯이 국내 사망 원인 중 1위를 차지한다. 주변의 친지나 가족들이 암으로 고생하는 것을 보는 것은 안타깝지만 흔한 일이다. 통계적으로 전체 인구 중 3분의 1이 평생 한 번은 암을 경험한다고 하니 말이다.

사회가 발전할수록 암이 차지하는 비중은 커지게 된다. 기대수명이 늘어나면서 인구가 노령화하고, 암의 70%가 60세 이상의 인구에서 발생하는 노인성 질환이기 때문이다. 또한 과거 주요 사망 원인이었던 심장질환이나 뇌경색 등은 생활습관 관리로 상당 부분 예방되는 반면, 암은 아직까지도 원인이 충분히 알려져 있지 않고 치료와 예방에 대해서도 아직 미진한 면이 있다.

방사선치료는 미국, 유럽 등지에서는 모든 암 환자의 60% 정도가 받는 흔한 치료이다. 그러나 우리나라에서는 이 수치가 27% 정도에 지나지 않는다. 이 말은 방사선치료로 얻을 수 있는 치료적 유익을 그만큼 놓치고 있다는 말이다. 무리하게 수술을 시행하여 불필요한 부작용을 유발한다거나, 방사선에 대한 막연한 두려움으로 인해 치료를 꺼려하여 불필요한 고통을 겪게 되기도 한다.

주로 전이암이나 말기암의 보조적 치료로 알려져 있던 과거와는 달리, 최신의 방사선 치료기술을 이용하면 수술하지 않고도 여러 종류의 암을 완치시킬 수 있다. 최소 7개 이상의 암에서 방사선치료는 수술과 같은 수준의 완치율을 얻을 수 있으며, 부작용은 일반적으로 수술보다 가볍다.

방사선치료를 연구하는 방사선종양학은 매우 작은 분야다. 방사선종양학을 전공한 의사들은 전체 의사의 대략 0.4%밖에 되지 않는다. 아직까지도 이처럼 해당 분야의 규모가 작고, 사회적 인지도가 낮아서 환자나 보호자들은 물론 심지어 일선 의사들마저도 방사선치료의 효용에 대해 제대로 알고 있지 못한 실정이다. 솔직히 말해 의사들과 대화할 때도 그들의 방사선치료에 대한 지식이 의사가 아닌 사람들과 비교했을 때 별반 다르지 않은 경우도 많다.

열악한 상황 속에서도 우리 방사선종양학과 의사들은 매일 많은 수의 암 환자를 완치시키고 있다. 지난달에는 폐암 때문에 한쪽 폐 전체를 절제해야 했던 환자를, 방사선 수술을 이용해 아무런 부작용도 없이 완치시켰다. 또한 성대암 환자를 방사선치료만으로 완치시키기도 했다. 성대암 완치 후 환자는 치료 이전과 거의 유사한 수준의 목소리를 유지하고 있다(만일 수술을 했다면 이전과 같은 목소리를 내는 것은 어려웠을 것이다). 이러한 완치 사례는 방사선종양학과에서는 흔하게 일어나는 일상이다.

이 책은 암을 경험하고 있는 환자, 보호자 및 암 치료에 관심이 있는 모든 보건의료인에게 도움이 될 것이다. 이 책에 있는 내용들은 최신의 학술적 지식을 근거로 하여, 방사선치료 및 암 전반에 관한 지식을 비전공자들도 쉽게 이해할 수 있도록 저술하였다. 개인적으로 바쁜 일정 중에 휴일과 밤 시간을 쪼개어 책을 쓰는 것은 결코 쉬운 일이 아니었다. 그러나 이 책을 통해서 환자들이 최소한 부족한 인식으로 인해서 방사선치료를 받지 않는 일이 없거나 불필요한 수술을 하지 않을 수 있다면 나의 수고는 충분히 보상받을 수 있다고 생각한다.

암은 무서운 적이며, 맞서 싸우기 위해서는 의료진뿐 아니라 환자와 보호자들도 올바른 지식으로 무장하여야 한다. 그런데 상업적 지식이나 근거 없는 지식(보조약제나 운동법 등)에 대한 정보는 넘쳐나는 반면, 실제로 암 치료에 도움이 될 수 있는 과학적인 내용을 담은 서적은 좀처럼 찾기 어렵다. 더 바라는 점이 있다면, 앞으로 우리나라에도 일반인이 읽을 수 있는 근거 있는 암 관련 서적이 많이 출판되었으면 하는 것이다.

최신의 의학적 지식을 비전공자들이 이해할 수 있도록 풀어 서술하는 것은 많은 노력과 시간을 필요로 한다. 그러나 의료진들은 이러한 수고를 할 의무가 있으며, 앞으로의 의료는 의사의 단독 결정이 아니라 환자나 보호자들과의 진중한 상의를 통해서 치료를 결정하는 방향으로 발전해나갈 것이다. 그리고 그렇게 해야만 지금 심각할 정도로 망가진 의사와 환자간의 관계를 회복할 수 있을 것이다.

이 책이 아무쪼록 암 환자들의 고통을 덜고 더 나은 치료를 받는데 도움이 되기를 간절히 바란다.

감사의 글

암이라는 거대한 병마를 두려워하지 않고 맞설 수 있도록, 긴 시간 동안 가르쳐주시고 아껴주신 고려대학교 의과대학의 김철용 교수님, 양대식 교수님, 윤원섭 교수님,

방사선종양학과 의사이자 한 명의 학자로서 온전히 살아갈 수 있도록 지도해주시고 훌륭한 모범을 보여주신 연세대학교 의과대학의 성진실 교수님,

부족한 책을 너무나도 잘 만들어주시고 늘 훌륭한 삶의 지혜를 나누어주시는 중앙생활사의 김용주 사장님께 감사를 드립니다.

그리고 아이와 가정을 돌보느라 잠을 잘 여유도 없는 중에 이 책을 편집해주고, 마음을 다해 저를 사랑해주어 삶의 의미를 찾아준 저의 아내 김희정에게 이 책을 바칩니다.

미주 · 참고문헌

1. Doll R, Peto R. The causes of cancer: quantitative estimates of avoidable risks of cancer in the United States today. JNCI: Journal of the National Cancer Institute. 1981;66(6):1192-308.
2. Kang JK, Kim MS, Jang WI, Seo YS, Kim HJ, Cho CK, et al. The clinical utilization of radiation therapy in Korea between 2009 and 2013. Radiation Oncology Journal. 2016;34(2):88-95.
3. Seo Y-S, Kim M-S, Kang J-K, Jang W-I, Kim HJ, Cho CK, et al. The clinical utilization of radiation therapy in Korea between 2011 and 2015. Cancer Research and Treatment. 2017.
4. Rim CH, Lee J, Kim WC, Yang D, Yoon WS, Koom WS, et al. A Survey of Radiation Therapy Utilization in Korea from 2010 to 2016: Focusing on Use of Intensity-Modulated Radiation Therapy. J Korean Med Sci. 2017;33(9):e67.
5. Cancer research UK. Men's sex life and fertility and radiotherapy; women's sex life and fertility and radiotherapy. assessd at March, 2018. available at: http://www.cancerresearchuk.org/about-cancer/cancer-in-general/treatment/radiotherapy/side-effects/

general-radiotherapy/mens-sex-life-and-fertility; http://www.cancerresearchuk.org/about-cancer/cancer-in-general/treatment/radiotherapy/side-effects/general-radiotherapy/womens-sex-life-and-fertility

6. 삼성서울병원 암센터 홈페이지. available at: http://www.samsunghospital.com/dept/medical/healthSub01View.do?content_id=1169&DP_CODE=DER&MENU_ID=003020&ds_code=D0002817&main_content_id=211
7. Cancer research UK. Men's sex life and fertility and radiotherapy; women's sex life and fertility and radiotherapy. assessd at March, 2018. available at: http://www.cancerresearchuk.org/about-cancer/cancer-in-general/treatment/radiotherapy/side-effects/general-radiotherapy/mens-sex-life-and-fertility; http://www.cancerresearchuk.org/about-cancer/cancer-in-general/treatment/radiotherapy/side-effects/general-radiotherapy/womens-sex-life-and-fertility
8. Kal HB, Struikmans H. Radiotherapy during pregnancy: fact and fiction. Lancet Oncol. 2005;6(5):328-33.
9. Lin EC. Radiation risk from medical imaging. Mayo Clin Proc. 85(12):1142-6; quiz 6.
10. American Cancer Society, Understanding Radiation Risk from Imaging Tests. available at: https://www.cancer.org/treatment/understanding-your-diagnosis/tests/understanding-radiation-risk-from-imaging-tests.htm. assessed at November 2017.
11. Council NR. Health risks from exposure to low levels of ionizing radiation: BEIR VII phase 2: National Academies Press; 2006.

12. Rim CH, Lee J, Kim WC, Yang D, Yoon WS, Koom WS, et al. A Survey of Radiation Therapy Utilization in Korea from 2010 to 2016: Focusing on Use of Intensity-Modulated Radiation Therapy. J Korean Med Sci. 33(9):e67.
13. "Particletherapy facilities in operation". PTCOG.ch. Particle Therapy Co-Operative Group. July 2017. Retrieved October 6, 2017.
14. Kang JK, Kim MS, Jang WI, Kim HJ, Cho CK, Yoo HJ, et al. The Clinical Status of Radiation Therapy in Korea in 2009 and 2013. Cancer Res Treat. 48(3):892-8.
15. 국가암정보센터, available at cancer.go.kr. assessed July 2017.
16. Landoni F, Maneo A, Colombo A, Placa F, Milani R, Perego P, et al. Randomised study of radical surgery versus radiotherapy for stage Ib-IIa cervical cancer. The Lancet. 1997;350(9077):535-40.
17. Hamdy FC, Donovan JL, Lane JA, Mason M, Metcalfe C, Holding P, et al. 10-year outcomes after monitoring, surgery, or radiotherapy for localized prostate cancer. New England Journal of Medicine. 375(15): 1415-24.
18. Chang JY, Senan S, Paul MA, Mehran RJ, Louie AV, Balter P, et al. Stereotactic ablative radiotherapy versus lobectomy for operable stage I non-small-cell lung cancer: a pooled analysis of two randomised trials. The lancet oncology. 16(6):630-7.
19. Wahl DR, Stenmark MH, Tao Y, Pollom EL, Caoili EM, Lawrence TS, et al. Outcomes after stereotactic body radiotherapy or radiofrequency ablation for hepatocellular carcinoma. Journal of Clinical Oncology. 34(5):452.
20. Fisher B, Anderson S, Bryant J, Margolese RG, Deutsch M, Fisher

ER, et al. Twenty-year follow-up of a randomized trial comparing total mastectomy, lumpectomy, and lumpectomy plus irradiation for the treatment of invasive breast cancer. New England Journal of Medicine. 2002;347(16):1233-41.

21. Veronesi U, Marubini E, Mariani L, Galimberti V, Luini A, Veronesi P, et al. Radiotherapy after breast-conserving surgery in small breast carcinoma: long-term results of a randomized trial. Annals of Oncology. 2001;12(7):997-1003.

22. Forrest AP, Stewart HJ, Everington D, Prescott RJ, McArdle CS, Harnett AN, et al. Randomised controlled trial of conservation therapy for breast cancer: 6-year analysis of the Scottish trial. The Lancet. 1996;348(9029):708-13.

23. Fisher B, Anderson S, Bryant J, Margolese RG, Deutsch M, Fisher ER, et al. Twenty-year follow-up of a randomized trial comparing total mastectomy, lumpectomy, and lumpectomy plus irradiation for the treatment of invasive breast cancer. New England Journal of Medicine. 2002;347(16):1233-41.

24. van Dongen JA, Voogd AC, Fentiman IS, Legrand C, Sylvester RJ, Tong D, et al. Long-term results of a randomized trial comparing breast-conserving therapy with mastectomy: European Organization for Research and Treatment of Cancer 10801 trial. Journal of the National Cancer Institute. 2000;92(14):1143-50.

25. Veronesi U, Cascinelli N, Mariani L, Greco M, Saccozzi R, Luini A, et al. Twenty-year follow-up of a randomized study comparing breast-conserving surgery with radical mastectomy for early breast cancer. New England Journal of Medicine. 2002;347(16):1227-32.

26. Overgaard M, Jensen M-B, Overgaard J, Hansen PS, Rose C, Andersson M, et al. Postoperative radiotherapy in high-risk postmenopausal breast-cancer patients given adjuvant tamoxifen: Danish Breast Cancer Cooperative Group DBCG 82c randomised trial. The Lancet. 1999;353(9165):1641-8.
27. Ragaz J, Olivotto IA, Spinelli JJ, Phillips N, Jackson SM, Wilson KS, et al. Locoregional radiation therapy in patients with high-risk breast cancer receiving adjuvant chemotherapy: 20-year results of the British Columbia randomized trial. Journal of the National Cancer Institute. 2005;97(2):116-26.
28. Diet, nutrition, physical activty and breast cancer, 2017, World Cancer Research Fund(WCRF) and American Institute of Cancer Research (AICR).
29. Rim CH. Development of a Quantitative Index Evaluating Anti-Cancer or Carcinogenic Potential of Diet: the Anti-Cancer Food Scoring System 1.0 Nutrition research and practice. 2018;in press.
30. Peeters KC, Marijnen CA, Nagtegaal ID, Kranenbarg EK, Putter H, Wiggers T, et al. The TME trial after a median follow-up of 6 years: increased local control but no survival benefit in irradiated patients with resectable rectal carcinoma. Annals of surgery. 2007;246(5): 693-701.
31. Folkesson J, Birgisson H, Pahlman L, Cedermark B, Glimelius B, Gunnarsson U. Swedish Rectal Cancer Trial: long lasting benefits from radiotherapy on survival and local recurrence rate. Journal of Clinical Oncology. 2005;23(24):5644-50.
32. Newmark H, Wargovich M, Bruce W. Colon cancer and dietary fat,

phosphate, and calcium: a hypothesis. Journal of the National Cancer Institute. 1984;72(6):1323-5.

33. Fedirko V, Bostick RM, Flanders WD, Long Q, Sidelnikov E, Shaukat A, et al. Effects of vitamin D and calcium on proliferation and differentiation in normal colon mucosa: a randomized clinical trial. Cancer Epidemiology and Prevention Biomarkers. 2009;18(11):2933-41.
34. Samet JM. Health benefits of smoking cessation. Clin Chest Med. 1991;12(4):669-79.
35. Samet JM, Wiggins CL, Humble CG, Pathak DR. Cigarette smoking and lung cancer in New Mexico. Am Rev Respir Dis. 1988;137(5):1110-3.
36. Clement-Duchene C, Vignaud JM, Stoufflet A, Bertrand O, Gislard A, Thiberville L, et al. Characteristics of never smoker lung cancer including environmental and occupational risk factors. Lung Cancer. 67(2):144-50.
37. Kurahashi N, Inoue M, Liu Y, Iwasaki M, Sasazuki S, Sobue T, et al. Passive smoking and lung cancer in Japanese non-smoking women: a prospective study. Int J Cancer. 2008;122(3):653-7.
38. Beasley RP, Hwang LY, Lin CC, Chien CS. Hepatocellular carcinoma and hepatitis B virus. A prospective study of 22 707 men in Taiwan. Lancet. 1981;2(8256):1129-33.
39. Lee HS, Choi GH, Choi JS, Kim KS, Han K-H, Seong J, et al. Surgical resection after down-staging of locally advanced hepatocellular carcinoma by localized concurrent chemoradiotherapy. Annals of surgical oncology. 21(11):3646-53.
40. Rim CH, Kim CY, Yang DS, Yoon WS. External Beam Radiation

Therapy to Hepatocellular Carcinoma Involving Inferior Vena Cava and/or Right Atrium: A Meta-analysis and Systemic review. Radiother Oncol. 2018;in press.

41. Rim CH, Kim CY, Yang DS, Yoon WS. Comparison of radiation therapy modalities for hepatocellular carcinoma with portal vein thrombosis: A meta-analysis and systematic review. Radiother Oncol.
42. Nawrot P, Jordan S, Eastwood J, Rotstein J, Hugenholtz A, Feeley M. Effects of caffeine on human health. Food Addit Contam. 2003; 20(1):1-30.
43. 국가암정보센터, available at cancer.go.kr. assessed July 2017.
44. NCCN guidelines version 1. 2018. Accssed at April 2018.
45. Corn BW, Geva R. Determining the role of radiotherapy in the adjuvant management of gastric cancer: an ocean apart. Cancer Chemother Pharmacol. 2017;65(6):1005-7.
46. Shin HR, Lee CU, Park HJ, Seol SY, Chung JM, Choi HC, et al. Hepatitis B and C virus, Clonorchis sinensis for the risk of liver cancer: a case-control study in Pusan, Korea. Int J Epidemiol. 1996;25(5):933-40.
47. Su CH, Shyr YM, Lui WY, P'Eng FK. Hepatolithiasis associated with cholangiocarcinoma. Br J Surg. 1997;84(7):969-73.
48. El-Serag HB, Engels EA, Landgren O, Chiao E, Henderson L, Amaratunge HC, et al. Risk of hepatobiliary and pancreatic cancers after hepatitis C virus infection: A population-based study of U.S. veterans. Hepatology. 2009;49(1):116-23.
49. Castillo CF-d, Jimenez RE. Epidemiology and nonfamilial risk factors for exocrine pancreatic cancer, uptodate review. updated Nov 10, 2017.

50. Nelson JW, Ghafoori AP, Willett CG, Tyler DS, Pappas TN, Clary BM, et al. Concurrent chemoradiotherapy in resected extrahepatic cholangiocarcinoma. International Journal of Radiation Oncology* Biology* Physics. 2009;73(1):148-53.
51. Botteri E, Iodice S, Raimondi S, Maisonneuve P, Lowenfels AB. Cigarette smoking and adenomatous polyps: A meta-analysis. Gastroenterology. 2008;134(2):388-95.
52. Press OA, Zhang W, Gordon MA, Yang DY, Lurje G, Lqbal S, et al. Gender-related survival differences associated with EGFR Polymorphisms in metastatic colon cancer. Cancer Research. 2008;68(8):3037-42.
53. Borghero Y, Crane CH, Szklaruk J, Oyarzo M, Curley S, Pisters PW, et al. Extrahepatic bile duct adenocarcinoma: patients at high-risk for local recurrence treated with surgery and adjuvant chemoradiation have an equivalent overall survival to patients with standard-risk treated with surgery alone. Annals of surgical oncology. 2008;15(11): 3147.
54. Diet, nutrition, physical activty and prostate cancer, 2017, World Cancer Research Fund(WCRF) and American Institute of Cancer Research(AICR).
55. Sartor AO. Risk factors for prostate cancer, uptodate review, updated at 2017 Oct.
56. 국가암정보센터, available at cancer.go.kr. assessed July 2017.
57. J Michael Straughn J, Yashar C. Management of locally advanced cervical cancer, uptodate review, updated 2018 Jan.
58. NCCN guidelines version 1. 2018, Cervical cancer.

59. Andre K, Schraub S, Mercier M, Bontemps P. Role of alcohol and tobacco in the aetiology of head and neck cancer: a case-control study in the Doubs region of France. Eur J Cancer B Oral Oncol. 1995;31B(5):301-9.

60. Hashibe M, Brennan P, Benhamou S, Castellsague X, Chen C, Curado MP, et al. Alcohol drinking in never users of tobacco, cigarette smoking in never drinkers, and the risk of head and neck cancer: pooled analysis in the International Head and Neck Cancer Epidemiology Consortium. J Natl Cancer Inst. 2007;99(10):777-89.

61. De Stefani E, Boffetta P, Oreggia F, Fierro L, Mendilaharsu M. Hard liquor drinking is associated with higher risk of cancer of the oral cavity and pharynx than wine drinking. A case-control study in Uruguay. Oral oncology. 1998;34(2):99-104.

62. stenson KM. Epidemiology and risk factors for head and neck cancer, uptodate review, updated Jan 10, 2017.

63. Weichselbaum RR, Hellman S. Oligometastases revisited. Nature reviews Clinical oncology. 8(6):378.

64. Tree AC, Khoo VS, Eeles RA, Ahmed M, Dearnaley DP, Hawkins MA, et al. Stereotactic body radiotherapy for oligometastases. The lancet oncology. 14(1):e28-e37.

65. Maranzano E, Latini P. Effectiveness of radiation therapy without surgery in metastatic spinal cord compression: final results from a prospective trial. International Journal of Radiation Oncology?? Biology??Physics. 1995;32(4):959-67.

66. Rades D, Fehlauer F, Schulte R, Veninga T, Stalpers LJ, Basic H, et al. Prognostic factors for local control and survival after radiotherapy of

metastatic spinal cord compression. J Clin Oncol. 2006;24(21):3388-93.

67. Wu JS, Wong R, Johnston M, Bezjak A, Whelan T. Meta-analysis of dose-fractionation radiotherapy trials for the palliation of painful bone metastases. Int J Radiat Oncol Biol Phys. 2003;55(3):594-605.
68. Chow E, Harris K, Fan G, Tsao M, Sze WM. Palliative radiotherapy trials for bone metastases: a systematic review. Journal of Clinical Oncology. 2007;25(11):1423-36.
69. Khuntia D. Contemporary review of the management of brain metastasis with radiation. Advances in Neuroscience. 2015.
70. Asakura H, Hashimoto T, Harada H, Mizumoto M, Furutani K, Hasuike N, et al. Palliative radiotherapy for bleeding from advanced gastric cancer: is a schedule of 30 Gy in 10 fractions adequate? Journal of cancer research and clinical oncology. 137(1):125-30.
71. Pereira J, Phan T. Management of bleeding in patients with advanced cancer. Oncologist. 2004;9(5):561-70.
72. World Cancer Research Fund International, "Our Cancer Prevention Recommendations". available at: https://www.wcrf.org/int/research-we-fund/cancer-prevention-recommendations/cancer-survivors
73. 임채홍, 암 전문의가 알려주는 항암 밥상의 힘, 중앙생활사, 2016년 10월.

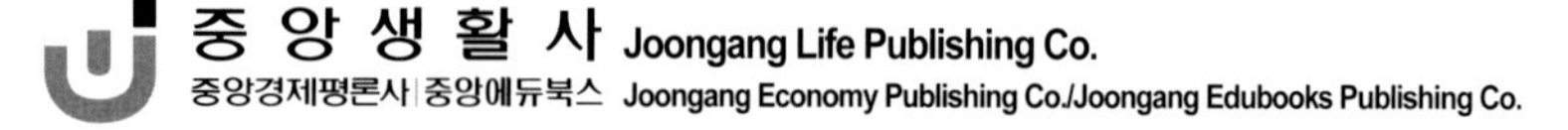

중앙생활사는 건강한 생활, 행복한 삶을 일군다는 신념 아래 설립된 건강 · 실용서 전문 출판사로서
치열한 생존경쟁에 심신이 지친 현대인에게 건강과 생활의 지혜를 주는 책을 발간하고 있습니다.

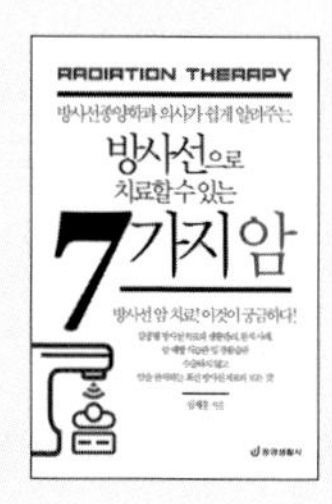

방사선으로 치료할 수 있는 7가지 암

초판 1쇄 인쇄 | 2019년 1월 18일
초판 1쇄 발행 | 2019년 1월 23일

지은이 | 임채홍(ChaiHong Rim)
펴낸이 | 최점옥(JeomOg Choi)
펴낸곳 | 중앙생활사(Joongang Life Publishing Co.)

대 표 | 김용주
책임편집 | 유라미
본문디자인 | 박근영

출력 | 케이피알 종이 | 한솔PNS 인쇄 | 케이피알 제본 | 은정제책사

잘못된 책은 구입한 서점에서 교환해드립니다.
가격은 표지 뒷면에 있습니다.

ISBN 978-89-6141-229-2(03510)

등록 | 1999년 1월 16일 제2-2730호
주소 | ㊥ 04590 서울시 중구 다산로20길 5(신당4동 340-128) 중앙빌딩
전화 | (02)2253-4463(代) 팩스 | (02)2253-7988
홈페이지 | www.japub.co.kr 블로그 | http://blog.naver.com/japub
페이스북 | https://www.facebook.com/japub.co.kr 이메일 | japub@naver.com
♣ 중앙생활사는 중앙경제평론사 · 중앙에듀북스와 자매회사입니다.

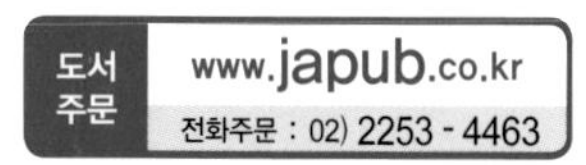

※ 이 도서의 국립중앙도서관 출판시도서목록(CIP)은 서지정보유통지원시스템 홈페이지(http://seoji.nl.go.kr)와
국가자료공동목록시스템(http://www.nl.go.kr/kolisnet)에서 이용하실 수 있습니다.(CIP제어번호:CIP2019000223)